食べものだけで
余命3カ月のガンに勝った

—末期ガンから生還した、私のオーガニック薬膳ライフ—

高遠智子

祥伝社黄金文庫

本書は2014年5月に幻冬舎より『食べものだけで
余命3か月のガンが消えた　全身末期ガンから生還した、
私のオーガニック薬膳ライフ』として発行されたものを、
加筆・修正のうえ文庫化したものです。
本書の中に出てくる病気治療の過程は、
あくまでも著者本人の個人的体験です。
また、料理教室で行なっている料理デモンストレーションは
医療行為ではありません。

ブックデザイン　TYPEFACE
カバー写真　加藤望
ヘアメイク　brisa

文庫版のためのまえがき

こんにちは。髙遠智子です。

本書を手に取ってくださって誠にありがとうございます。本書は3年半前に出版した際は『食べものだけで余命3か月のガンが消えた』というタイトルでした。当時、末期ガンで余命3カ月の人間が、食べ物でガンを克服した体験を書いた本が珍しく、多くの皆さまに興味を持っていただいたようです。改めて心より感謝申し上げます。

その後、さまざまなご意見を頂戴しながらもありがたいことに多くの反響をいただき、粛々と活動を続け、現在は東京都港区にてオーガニック薬膳の料理教室を主宰しております。加えて日本アンチエイジング歯科学会理事として、また、医療機関との連携で医療従事者様への指導、オーガニック系食品・化粧品企業さまとお仕事もさせていただいております。

それも、本書を参考にしてご自身のライフスタイルに取り入れ体質改善に取り組み、身体・心・時の刻み方が整ったことを実感され、励ましと御支援くださるお声があったからです。ガンになってもその細胞と共存し、不安や恐怖から解放され今をポジティブに生きることで、誰でも平等に再生する力を持てる可能性がある、と共感してくださった皆さまのおかげです。

原発卵巣ガン（ステージ4）の発症から21年。

今でも時に腫瘍熱といわれる高熱を出すことがあります。免疫力を高める食材たちの力を柔軟に取り入れ、ガンの活性を自らの力で封じ込めながら共存の日々です。

そういった意味でも文庫になったこの本のタイトルは、編集者のご提案で『食べものだけで余命3カ月のガンに勝った』になりました。

本書では、ガンと21年間共存している私が心がけていることと、西洋のハーブと東洋の漢方の融合理論で成り立つ「オーガニック薬膳」のオリジナルレシピ【基本編】*

をまとめました。

手に取ってくださったあなたへの気づきのメッセージと、活力になりますことを心より願っております。

＊【実践編】は『余命3カ月のガンを克服した私が食べたもの』（祥伝社刊）

高遠智子拝

2017年7月　隅田川花火大会・雨の日

もくじ

第1章 末期ガンから生還できた、奇跡のトマト

第2章　食べるもので病気は癒える

第3章 甘いもの、お酒も工夫しだいで百薬の長

第4章

心も体も再生する薬膳ライフ講座

第5章

つらい症状には、この食材を食べましょう

第1章

末期ガンから生還できた、奇跡のトマト

28歳で原発卵巣ガン末期、余命半年の宣告をされた私

1994年、25歳。いわゆるバブル時代の末期でした。当時の私は、3歳の時に実母が卵巣ガンで亡くなり、実父が18歳の時に肺ガンで闘病もほとんどせずにあっという間に亡くなって、身内もなく親戚とは疎遠の天涯孤独状態。

私は縁あって、ある外資系製薬会社に勤めていました。頭の片隅で、遺伝子的に自分の細胞には欠陥があり、いつか**両親のようにおそらく私自身もガンに侵されてこの世を去る**のだろう、覚悟はできている。そう思って日々を過ごしていました。

美味《おい》しいといわれている、高級なものをいただく機会は多かったのです。ただし小さい頃体験したトラウマからか、ひとり暮らしの生活では、自炊し栄養のバランスを重視した食事を作ることはありませんでした。毎食毎食を、とてもストレスにさえ感じていたのです。

ごはんだけは、5歳の頃から、お釜や鍋で直火《じかび》炊きをすることはできるようになっていました。あとはインスタントの味噌汁、スーパーやデパ地下、コンビニのお惣菜を買いました。時々、レタス、ピーマン、りんごをさっと水洗いして、うさぎのようにボリボリガリガリかじり付く。野菜はそれのみ。市販されているドレッシングの味が、好きではなかったのです。

トマト、にんじん、セロリ、玉ねぎ、香草野菜の類《たぐい》は大嫌い。納豆もチーズもヨーグルトも匂いが嫌い。梅干、海苔《のり》は小さい頃からよく食べていました。甘いものは頭がクラクラするような気がして、少し和菓子を食べる程度。小さい頃からあまり**胃腸が丈夫ではなく、生クリームのお菓子を食べると胃が重くなる**ので好んで食べていませんでした。

お酒はワインとビールのみ。日本酒は、香り、味共に嫌いですぐに悪酔いをしていました。そんなアンバランスな食生活に加えて、睡眠時間も不規則。仕事や小さい頃から抱えていた積み重なるストレスを、毎日綺麗に水に流して過ごしていなかったツケが回ってきたのでしょう。

28歳のお正月明けの、どんよりとした日でした。

年末から**腰痛がひどく、食欲もあまりなく胸焼け**のような症状。それなのにお腹《なか》がポッコリ出ている。下半身には強い冷え、上半身はほてりのアンバランスな感じ。冬なのに、氷をかじり、しょうがの甘酢漬けが無性に食べたい。自律神経系の病気にでもなってしまったのだろうか？ ちょっと病院に行って検査してもらおう。

生理の量が最近多いので、まずは婦人科かな？ そんな気分でした。

仕事の合間に受付をしていたので、受診は午前の最後。採血をして内診をしたら、お昼ごはんは食べていませんよね？ すぐにCT検査をしましょうと言われて、でも、確かCTは予約が必要では？

他の予約患者の間をすり抜けて、検査を終えて診察室へ。

「貴女、ご家族はいらっしゃらないんですよね。それでは、ストレートに説明します。画像を見てください。予後の悪い卵巣ガンでステージ4。胃にも転移して腹水が溜まっています。お腹が張って食欲がないはずです。余命はおそらく半年でしょう。まず処置として、**腹水と癒着しているガン細胞を取り除いて、他はお腹を開けた際に**

対応させてください」

ぼーっとCT画像を眺めている私は、医師からたたみ掛けるように説明された記憶があります。

それからどのように、会社に戻り業務をこなして、自宅に戻ったのかは今も覚えていません。

下半身の異常な冷えは、腹水だったのだということ。そして両親と同じガンに侵されてしまったこと。両親の病床の最期を不意に思い出して、半年で自分も死んでしまうという危機感、恐怖感。これからこの世を去るまでの半年間の不安感。すべてネガティブなことばかりでした。

抗ガン剤と放射線治療を受けるが、再発を繰り返した3年間

余命宣告をされてから、急遽翌週入院をして手術のための検査を3日間。

手術は、全身麻酔をして行ないました。

腹水を3キロ抜いて癒着している**右卵巣、卵管、左卵巣の3分の2、子宮の一部のガン組織、胃の4分の1、鼠径《そけい》部リンパ腺**を取り除き、余命がわずかなので体にあまり負担をかけない、これでも最小限の手術。

3キロ溜まっていた腹水を抜いたお腹は、ペチャンコでした。身長158・5センチ。体重は38キロ。

当時のガン治療では、余命わずかな場合でも、体力がある状態で感染症にかかっていなければ、抗ガン剤と放射線治療を勧められていました。私の場合、両親のガンでの死の体験もあって、先行きに不安を持ちながらも、ある程度の決意がありました。

「おそらくすぐに肺に転移するでしょう。その時はすべての治療を放棄して、覚悟して死と向き合いたい」と担当医師に伝えました。

それから、会社に許可を得て**月のうち、2週間は抗ガン剤治療・放射線治療**で入院を伴う病気休暇。残りの2週間を勤務にあてることで、退職することなく治療をスタートすることができました。今となっては、勤めていた会社にとても感謝しています。

抗ガン剤は、副作用が多く出やすいとされるシスプラチン系。それと、ランダムに放射線治療を合わせることで、暴れていた私のガンが奇跡的に反応をしました。ステージ4のガンが、進行を急停止したのです。

奇跡的な反応は正常な部位にも出ます。髪の毛は徐々にごっそりと抜けて、睫毛《まつげ》も眉毛も、すべての毛が日を追ってなくなりました。ランダムに放射線治療をしているので、放射線焼けで体は真っ黒です。

肝臓に負担が多くかかり、顔にはガンシミ。食欲は、当然減退。ただ治療後の組織検査で、抗ガン剤の効果があって消えたという結果が出たときには、ごはんにすし酢を混ぜて梅干を入れて海苔で巻いて食べると食欲が湧いていました。

人間残る欲は食欲なんだなぁ、と実感したものでした。しかし……ガンの進行が停止したからと治療を経過措置にすると、また1カ月も経《た》つと腎臓、脊髄、乳房に転移する始末。

いろいろな先端治療を組み込みながら、再発を繰り返し、免疫力も時には途絶えながら、余命の半年をあっという間に乗り越え、いつか3年近く経っていました。

抗ガン剤治療も時々休みながら、3年も続けていると、口や、目の粘膜組織にも不調が出始めました。春には、花粉の影響も受けて、目の角膜は2回剝《は》がれ落ち人工角膜。夏からは口の中は口内炎だらけ、大好きなブドウも食べづらくなっていました。

31歳になったばかりの晩秋の頃、**体力も筋力もなくなり、脊髄に転移したガンの痛み**から、ついに立ち上がることができなくなってしまいました。

立てないショックに加え、いつもの抗ガン剤の副作用の高熱により入院。風邪をひいたので、カラ咳が止まりませんでした。

肺に転移して余命3カ月の宣告。死を覚悟して車イスで渡仏

秋から冬は空気が乾燥するので、健康な人間でも咽頭にダメージを受けて風邪をひきやすいシーズンです。闘病3年も薬漬けで生き延びている私は、皮膚や粘膜の保湿力がなく、口内も乾燥して免疫力・気力もなくなり、全身にかゆみが出ていました。

カラ咳が止まらず、肺に検査用の鋭い穿刺針を刺して経皮肺生検査というものを行いました。検査後のみぞおち部分の痛みはひどく、カラ咳をすると体に響いて今でも思い出すと鳥肌が立つほどです。

あわせてCT検査も行い、検査後は高熱を出して寝込んでいました。お手洗いはなんとか自力で行けましたが、水分をあまり摂れなくなっていたのでひどい便秘。この時は、おそらく検査で、**今度は肺にガンが見つかっているのではないかと薄々予感**していました。

自力での排泄器官も正常に動いていません。味覚も副作用であまり感じられず、目も点眼薬の人工涙液を日々さしていなければ潤いを保てないほど。

自分はガンと何のために闘っているのだろうか？　無駄なことなのでは？　自身の体の機能がうまく働いていないということは、もう正常な細胞が残されてはいない!?

もし、検査結果で肺にガンが転移している状態であれば、最初に自分で決めたとおりにすべての治療は終了させてもらおう。緩和ケアも受けずに、ガンの疼痛《とうつう》としびれ、高熱、咳、かゆみ、乾燥、体から発するものを毛嫌いするのはやめよう。

痛みも、咳も、ガンによって抜けた髪や睫毛、眉毛も、副作用でできてしまった体や顔のシミと黒ズミ、なくなりかけている味覚や筋力も愛《いと》おしい。

もう命はわずかで朽《く》ちていく、最後の過程なのだから、濡れ落ち葉で腐って去るのではなく、きちんと自分の人生に自ら何かしらの満足を得て、**焚火《たきび》にも使ってもらえる落ち葉になって昇天**しよう。

小さい頃に死に別れてしまった実母。まだ死にたくないとエネルギーが有り余って悔し涙を流して昏睡状態に入り、そのまま亡くなった実父。自分は悔し涙を流すほど、この涙腺に潤いもエネルギーもない。ああ、私は最期に何がしたいのか？

検査結果が出るまでの6日間、今までできなかったこと、できたことをひとつひとつ思い出していました。

小さい頃から、**家庭環境が複雑でありすぎたため、家族と毎日ひとつの食卓に座ることがなかった**こと。実父はそれを常に気にして、何を思ったのかある日、飛騨家具の6人がけのダイニングセットを取り寄せてダイニングに設置したこと。

しかし、誰ひとりそのダイニングセットに座ることはなかった。

モネの絵が大好きな私に画集を買ってくれて、一緒に旅をした貴重な思い出。

父が肺ガンで入院していたとき、カラ咳を止めるため、梅干を小さく刻んだものと一口大のおむすびを持っていき、酸っぱいものを食べてからおむすびを食べると咳が止まるかも？　と言いながら笑って食べてもらったこと。

そのとき、なぜか咳はしばらく止まり、ご褒美に退院したらフランスのモネの家にまた絵を見に一緒に連れて行ってあげる、と父が言ったこと。これも実現できなかったなぁ。なんだか悔しいなぁ。あの世で再会したときに父に「昇天する前に見てきたよ」って伝えたら喜ぶだろうなぁ。あの、枝垂《しだ》れ柳と太鼓橋。モネの庭、もう一回見たい！　浮世絵も見たい。

車イスで行けるか？　残っている生命保険の生存給付金はどれくらい？　航空会社の個人旅行のG社ならば、受け付けてくれるかしら？　検査結果が出る前日は、そんなことをあれこれ考えていました。

そして宣告の日。

「残念ですが、肺に腺ガンが見つかりました。進行が速いタイプですので、今の体力からいけば余命3カ月くらいが目安です」

一度目の宣告の頃とは違い、覚悟はできていました。治療も今までたくさんしたので、意外とスッキリしていました。そう、私は、ガンとの戦いに負けたのだ。

きちんと受け入れることができたのです。今考えると、**抗ガン剤と自分自身に負けていた**ということでしょう。私は、

「3カ月間もう治療は一切しません。息絶えることは自然に還ること。そのままガンの疼痛とともに過ごしていきます。最後にフランスに絵を見に行きたいのですが

……」

勝手に口走っていました。担当医は唖然としました。数日前まで高熱で、血圧も低く、声に力もなかった末期の患者から突然「治療はしない、最後にフランスに旅行に行きたい」と言われたのです。

「今の状態では、**感染症にかかったらそのまま肺炎がもとで亡くなってしまう**かもしれませんよ。それでもいいのですね」

それが私のガンでの入院生活の最後に、担当医と交わした会話です。

死までのカウントダウンが始まっているのですから、気力があるうちに最後にモネの家のあるジヴェルニーに行かなくてはいけません。

何社か航空会社の個人旅行担当に問い合わせても、17年前ですとまだまだ車イスでの旅は受け入れてもらえませんでした。しつこく、問い合わせをした結果、機内での体調変化には重々気をつけるということでなんとかOKが出て、31歳の晩秋に出発することができました。余命宣告されてから1カ月半後。残された命も1カ月半です。

モンマルトルのマルシェで、トマトをかじる。唾液が湧いてきて、食と体と心の結びつきに目覚める

時雨《しぐれ》模様の晩秋の夜、成田を出発。座席はなるべくトイレの近くという希望が通っていたので、ひとまずホッとしたことを覚えています。

行きの飛行機の中では、脊髄のガンの疼痛への対策で携帯カイロを厳重に腰にあてていました。さらに**リンパ腺切除のために、どうしても下半身のむくみが出る**と事前知識がありましたので、むくみ防止のレギンスを着用。マスクをして、ヒアルロン酸主成分の点眼薬でめくれ上がっている角膜に潤いを与えるようにしていました。

カラ咳止めにはハーブの飴。周囲の人たちからあれだけ止められていたにもかかわらず、意外にも体温も微熱程度。機内食にも少し手をつけることができました。

さすがに睡眠はあまりとれずに、ざわざわした心で到着を心待ちにしていました。

そうしてようやく夜明け前のパリ、シャルルドゴール空港に到着。午前4時台ではまだ交通機関は動いていません。取り急ぎ、予約しているホテルへ車イスでタクシー移動。宿泊したそのホテルは、ノルマンディ方面に電車で行く際の最寄駅のサンラザール駅にほど近いコンラッド。車イスの私は、**ただただモネの家の睡蓮を見たい！　枝垂れ柳の庭園を見たい！**　の一心です。でも歩く体力はありません。

あと少しで命のタイムリミット。今世最後の贅沢は移動交通費。タクシーをチャーターしました。70キロ先の目的地まではやる気持ちを抑えながら、部屋で、処方薬を飲み、目覚ましを6時間後に設定してベッドに潜り込み睡眠をとりました。

目覚ましが鳴る2時間ほど前に、とっても気分良く起床。

疲労感はなく、痛みもない。ただし味覚もまったくない。食欲はなくヨーグルトと少しのパン。香りをくんくん嗅ぎながらミルクティーで流し込み、身支度を整えスケジュールを早めてもらっていざ出発。

ジヴェルニーへの車中では、長時間の移動の影響で車酔い。じっと目をつぶって1時間半耐えました。頑張った。着いた。ようやく、ようやく、ようやくモネの家にやってきました。晩秋の素晴らしい太鼓橋の庭園。ゆっくり、ゆっくりとこれで今世最後の目的達成、目に焼き付けよう。悔いが残らないように見たい。車イスでは足場が悪く、家の中に飾ってある浮世絵は残念ながら見られない。可能な限り目に焼き付けよう。ここにしかない空気感も味わうことができた。これでもう十分。

待っていてもらったタクシーにゆっくりと乗り込み、満足感と脱力感で横になっての移動。４日後の帰りまで、周りの人たちに迷惑をかけないように、ホテルでゆっくり休んで余力があれば、あとはどこかでオランジュリー美術館の睡蓮が見られたらもう大満足だ。モネの家からホテルに帰る前に、アテンドが**パリの街を一望できるモンマルトルの丘**に寄ってくれるそう。

少し咳が出るけれど、そこまで飲んでいる水はもつだろうか？　咳が気になる……予感は的中した。

カラ咳は止まらず、モネの家の程よい湿度とはまったく違った乾燥を感じる。目薬をしてもシバシバ、ハーブキャンディを食べてもかえって喉が渇き水分が欲しくなる。胸腺を締め付けられ、骨にひびいて痛い。水はどんどんなくなる。どうしよう……ここで、息絶えたら大迷惑な話。泣きたい状況だけど、乾燥して涙などまったく出ない。モンマルトルのマルシェ（市場）に行ってくれるって話している様子だけど、そこに水はあるのか？

モンマルトルのマルシェに着いて、咳き込みながら痛む箇所を手でさすりつつ、アテンドが探してくれるけれど、水は売っていない！

店の前に並んでいるものは、**私が小さい頃から大嫌いなトマト！**　だった。

しかも少しセミドライがかっていて、とても水分があるようには思えない。

店主もアテンドもいいから食べろ！　って。うるさいよ！

こんなに咳き込み、痛みもまた出てきて口の中、口内炎だらけで味覚もない。なんで今世最後の旅で、大嫌いなトマトを食べないといけないのだ！

臭いもない、味もない。それならば最後に食べてみても好き嫌いは関係ない。咳を抑えるひとつの手段として、食べてみよう。どうせ私は味覚がないんだ。

え、えぃ。ゆっくりと一口かじってみた。ほ！　ほ！　なんだか舌の裏から水分が上がってくる。うゎ～どんどん上がってくる。うゎ～なんだか涙出てくる。甘いってどういうこと？　わお～えっ……甘いって感じている。味覚が出てきた⁉　喉の奥から酸っぱさも感じている⁉　涙がポロポロ出てくる。美味しい♪　なんてトマトって美味しいのだ♪　すごい唾液ドンドン出てくる。涙出てくる、なんだこれ♪

咳き込みは徐々に治まり、口の中は外から与えられた水分ではなくて、残り少ない命の自らの体から発する唾液で潤っている。トマトという食材と体、そしてここで息絶えたくないという気持ちの相乗なのだろうか？

今まで食べることは、ほぼ幼少期から最小限のものだけで済ましていました。食、身体、心についてきちんと向き合っていたら、残りわずかな人生だとしても、ガンに苦しまなくても済んだに違いありません。

もう自分には無理だけど……無理って、無理を承知でフランスに来た。

これってすごいこと。唾液がドンドン出てくる……。これは**食について向き合えってこと**じゃない？　あとわずかな時間でも、学ぶことで何か改善につながるのか？学ばないといけない？

食を粗末にしてきた不毛の少女時代。料理も大の苦手

3歳で人の舌は決まるといわれていますが、本当かもしれません。

3歳で実母が卵巣ガンで亡くなった後、私の食生活、そして生活環境はそれまでとはまったく違ったものとなりました。父は仕事が忙しく出張が多い技術系の職業についていて、子供の世話までは大変だったと思います。

しばらくして父が連れてきた継母は、それは**しつけが厳しく世間体《てい》を気にする人**でした。食事は父が家にいる月に数日だけは作って食べさせてくれましたが、ほとんどはごはんのみ。今でいう育児放棄に等しい、幼児虐待の日々でした。

当時は今のように、「幼児虐待で児童相談所に通報」もない時代。それはいまだに誰にも詳しく話したくない、砂を噛むような日々でした。

幼稚園ではお弁当持参だったけれど、ほとんど毎日ごはんの上に納豆がのっていて

その上に海苔で蓋《ふた》をされたもの。幼いながらも恥ずかしく思い、お弁当箱の蓋で隠しながら食べていました。

家での生活を外で話すことは固く禁じられていて、また、家の中でも毎日毎日が虐待の日々。

自分の存在がなくなることを、いつしか真剣に考えていた子供でした。お腹をいつも空かせていて、**自分でごはんを炊いて食べられるようになりたい**と強く願ったのは、まだ5歳の時。継母が留守の時に、何度もお釜で炊いて失敗してコゲが残った鍋を洗っている姿を発見されて虐待される。何回か繰り返しそんなことがあって、自力でお釜でごはんが炊けるようになってからは、継母は今度は私を炊飯係にしました。ひとつ認められたような気分でした。

お味噌汁の作り方も自力で覚えようと試みたのですが、失敗するたびにものすごい熱い汁をお玉でしゃっとかけられ、やけどするのでめげてしまいました。

ごはんさえ炊ければ、海苔、納豆、卵、梅干、つくだ煮で日々の空腹は幸せに満たされます。あとは虐待でも耐えられます。父が家にいるときはきちんとした食事。

それと、時折父が、ほとんど笑わない、話をしない私を連れ出して旬《しゅん》の美味しいものを食べさせてくれる時間は至福でした。そんな父も私が18歳の時に亡くなり、継母とはどんどん折り合いが悪くなり、かなり距離を置き疎遠になって、社会人生活を過ごしていました。ガン宣告を受けてからも、絶対に今世で会いたくない人でした。

食を大切に捉えて日々生活してこなかった背景には、そういった継母を連想させる事柄が多くあったからです。

トマトによる**唾液分泌の再来で食と向き合い、食について学ぶ**ようになって数年が経ち、少しずつ心のトラウマからも逃げずに対処できるようになりました。妻として、女として、いろいろな大人の事情から感情的になり、継母も幼い私を虐待していたのでは？

少しずつ年を重ねるにつれ、彼女のことが理解できるような優しさが湧いてきて嫌悪感も薄れてきた今から6年前。当時暮らしていた北海道の情報番組で、私の特集が放映された翌日。突然一本の電話がありました。警察署からです。喜代子さんは貴女のご家族ですよね。自宅で首つり自殺をして、死後1カ月して発見されました……。

ホームヘルパーさんが、発見してくれたのです。
疎遠になっている親戚から遺品整理に呼ばれて、自宅に行った日のことは決して忘れられません。私あての遺書には「今までごめんなさい。一緒にまた住みたかった」と書いてありました。

今、私が食・体・心の結びつきについてテーマを持ち、「自分で自分治しレシピ」を考える**オーガニック薬膳ライフにたどり着くことができた**のも、彼女とのかかわりがあったからだと強く感じます。

今では、他の人にはあまり体験できないような日々を過ごさせてくれた継母には、当時はつらかったけど、改めてとても感謝しています。

優しさをいろんな面で芽生えさせてくれました。毎日心の中でありがとう、と伝えています。

パリのリッツエスコフィエで4年勉強、フレンチガストロノミーを学ぶ

車イスで念願のモネの家に行った帰り、モンマルトルの丘のマルシェで、枯れ木状態の体に、大嫌いだったはずのトマトが奇跡をもたらしたのです。トマトの唾液分泌による自己再生力を実感しました。

今まで**抗ガン剤の副作用によって、味覚異常で唾液腺も詰まっていた**はずなのに、どうしてなのか？

ホテルに戻った直後、部屋に持ち込んだトマトを何度もかじりながら考えました。咀嚼《そしゃく》嚥下《えんげ》もままならない器官に、じんわりと温かいものを感じる。トマトは赤いからなのか？　太陽の恵みだから？

トマトの起源については幼少の頃、どうしても食べられずにトマトだけを残していた夕食のときに聞かされたような気がします。わざわざとびっきりのおっきい真っ赤

なトマトを、「これだったら食べられるんじゃないか?」と私の健康を気遣ってデパートで買ってきてくれた父。なのに私は、むくれて、見た目で嫌がり、酸っぱいから、青臭いから嫌だとダダをこねて食べなかったのです。

父は淡々と、「トマトは南米のペルーが原産だ。渇水された土地でよく育ち、野生のもの。実はほおずきの仲間だった。それが、観賞用としてヨーロッパに持ち込まれ、誰かがあまりにも綺麗な赤い色なのでぱくっと食べた。それはそれは美味しかったので、改良されてたくさんの人に育てられてここにあるんだよ」

当時の私は本当に、頑固で強情なところがありました。ガンになって当然かもしれません。食材ひとつにも命がある。ほおずきの実程度の**野生のトマトが時を経て、今は多くの種類があり、各国の食文化に馴染み、旨みのテイストにもなっている**のです。

食材について無知だけど学びたい。自分自身で唾液がたくさん出て、心から美味しさを感じられる料理を作ってみたい。

そうだ！　人間の体は、**薬や、サプリメント、手近な大量生産された惣菜やフリー**

ズドライのお味噌汁でできているのではない。

すべての基本は、素材。人間の体も昔から受け継がれた、ひとつひとつの細胞で出来上がっている。こんな体の自分だけど、心を入れ替えて、ひとつひとつ丁寧に取り組んで食について学んでいきたい。たとえ、あと1カ月と少しの時間だとしても、もうガン治療は行わないと決めたのだから、悔いのないように食事も美味しくて楽しめるものにしたい。

ここは、食の都パリだ！　学校に行きたい。通いたい。嘆願書を出してみよう。無理は承知だ。パリにも無理を承知で来たじゃない。失うものはあと、命だけだ。とにかく出してみよう。

たどたどしい英文で、必死に書きました。小さい頃からの食生活、どれだけ自分は食について無知なのか、食べることを粗末にしてきたのか。今どのような健康状態か。それなのになぜ料理学校に通いたいのか。その後もしも食で命を少しでもつなぐことができたらどうしたいのか。書き綴っていったら、13ページにもなっていました。

翌日、ガンの疼痛《とうつう》にもめげず自身で車イスに乗り、コンシェルジュが教えてくれた、リッツエスコフィエに向かいました。無理は百も承知なので、1回目、さらに2回目の門前払いにもまったくくじけません。

3回目、校長が呆《あき》れ返って面接してくれたときは、まっすぐ目を見て経緯を話しました。

トマトだけではなく、パプリカ、唐辛子、いちご、りんご……どんどん他の食材についても知りたくなりました。食感、香り、味、旬、土壌についても学びたいことを説明しました。

結果は「そんなにこの学校で学びたいのだったら、パリの知り合いの家にホームステイすること。パリの専門医を持つこと。観光ビザで入国して、3カ月に一度日本に帰り、日本でも主治医のいる病院で受診すること」。

それからというもの、3カ月おきに帰国して、ガンの疼痛、発熱に耐えながら、**1日2食自らごはんを炊きゆっくり咀嚼して唾液をしっかり出して飲み込む**こと、下剤、利尿剤を使わず排泄することを心がけました。観光ビザが下りたのは、余命タイムリミットのまさに前日でした。

生まれ変われるかもしれない。ずうずうしい意識をとても恥じました。

生命保険の生存給付金、父が残してくれたお金を元に再度フランスに向かいました。

料理学校での授業には、言葉の壁がありました。覚悟はしていましたが、素人《しろうと》の私には過酷で補習は当たり前。パンを捏《こ》ねる体力、気力を備えなくてはいけません。塩ひとつひとつの味の変化を感じるために、唾液分泌もスムーズにしておかなければなりません。研ぎ澄ます味覚、**焼き加減を聞き分ける聴覚、素材の質を見分ける視覚**、何より各々の素材がピラミッドのように重なって、オーケストラのようにシンクロさせるセンスも必要。五感をフルに使う日々です。上質で伝統的な手法を、丁寧に丁寧に繊細に美しくひとつひとつ積み重ねていく日々でした。毎日毎日が、今日で終わりの日。精一杯、最大限の心持ちで過ごそう。

食で、自分の体の細胞を改善させたい。

当時同じ空間で学んでいた仲間たちは、子供が社会見学に来たという認識で対応してくれていたと思います。

私は否定もせずに、その空間に入り込むのがやっと。それでも毎日幸せでした。痛みと熱に対応できる食材を選び、胃粘膜の保護、唾液分泌促進を考えて食事を摂るようにしていました。体を常に温めるようにして決して冷たいものは摂らず、朝・晩足浴するようにして、手足の指を全部動かし、関節を動かしつつ過ごしていました。すると、まるで玉ねぎの皮をむくように、4週周期で体は変化していったのです。車イスから、松葉づえ、ステッキ、自力歩行。半年後には、何とゆっくり歩いていました。

まともに授業が受けられるようになった1年後には、体力も徐々に回復し、フランス語も聴き慣れて、まるでスポンジに水を吸い込む勢いで貪欲に知識の吸収と実習にいそしみました。

まったくの素人で3カ月ごとに日本に帰国する私は、結局人の何倍もかかってしまいましたが、ガンという薄皮をそ〜っと剝《は》がしながら、**体調により休み休みの受講で、4年でタイムオーバーになりました。**35歳の晩秋に帰国したときは、もうここまで学べたこと、これはまさに奇跡だと自分にも言い聞かせていました。同時に、感謝と謙虚さを忘れてはいけないと強く思ったものです。

フランスで、アロマ・ハーブセラピスト資格も取得

リッツエスコフィエに通った4年間。私をたくさんの優しさで包み、毎日過ごさせていただいたホームステイ先は、フランスで有名な化粧品会社の会長さんの邸宅でした。料理人は家庭教師のように私のたどたどしい調理を見守り、多くのアドバイスをくれ、夜はリクエストの食材も取り入れてくれてのディナー。

幼少期と比べると天と地ほどにかけ離れた時間。個人主義でありながら、どこかで支え合うフランス人の伝統。押しつけのないスマートな優しさ、気遣い、サービス、**料理を引き立てる食器、調理器具の取り扱い**を教えてもらいました。

さらに、ガンの疼痛で関節痛と脊髄の痛みがひどいことを知った会長は、ハーブ、アロマの専門医も紹介してくださったのです。私は植物療法を受けながら、同時にその勉強も始めました。

睡眠時間は4時間半ほど。自分の体調改善のひとつのプロセスとして**アロマ、ハーブのセラピストの資格も取得**しました。ハーブとアロマの質の良い取り入れ方によって体の痛みが和《やわ》らぎ、感情の起伏や不安、恐怖感からも解放されました。

帰国前にホストファミリーにアドバイスしてもらったことは、今の活動の指針になっています。

「これからの時代は、西洋的な食・香り・伝統の文化と、東洋的な薬膳・和食・スパイスの文化の融合がベストだと思う。自分の経験を思いやりをもって伝えていきなさい。本場中国の北京中医薬大学で、薬膳をぜひ学びなさい」

担当者のアドレスを持って帰国しました。

中国に渡り、漢方基礎学・漢方と西洋医学の融合に関する基礎理論を習得。食で細胞が活性化する意味を体感する

35歳の晩秋に帰国、私の体は見た目には、**赤い皮膚しっしんとガン治療の手術の後遺症**で手の関節がこわばり、変形している程度で、元気なふつうの30代に見えていたと思います。

薄皮を剝がすように細胞が生まれ変わる28日周期には、激しい腹痛、疼痛、吐き気はつきものでした。パリから帰ってきてからしばらくは達成感でしょうか、それとも細胞活性なのか発熱が続きました。仕事をしなければ……でも焦ってはいけない。

派遣会社に登録して少しずつ仕事を始めよう。当時家電メーカーはオール電化を進めるために、住宅機材展示会でメーカーごとにＩＨクッキングヒーターのデモンストレーションをしていました。

簡単な操作説明と、短時間で電力を有効に利用するフライパンを使った料理。揚げ物機能の説明。電気ではまずいといわれている、グリルを使った焼き魚。

それらをいろいろな展示会で調理実演、説明する仕事をいくつもこなしました。時には家電販売店、時には雪が舞い降りる山間のスーパーの店先。熱を出しながら、激痛に悩みながら……気力を持って前向きに。優しさと思いやりを周りに持ちつつ、謙虚に、感謝に満たされて。

それでも**感情的になる自分が、許せないとき**がありました。そうすると激痛が走るのです。本来ならばもうこの体は存在していないはずだ。「痛い」は「死にたい」につながるから、痛いと思わないようにしよう。

体をアロマやハーブで心の奥からゆるめる。不本意な事柄もあって当たり前なのだ。私は、たくさんの亡くなってしまった人々と同じ意識にいたのだから、存在を否定されることや厳しい人間関係に直面しても一旦受け入れよう。そして、水に流すように受け流そう。

だんだんと自分で痛みのコントロールもできるようになり、気持ちの持ち方も緩やかに変わっていきました。

少しずつ、仕事を増やしながら、痛み、体調、細胞の活性リズムが掴めてきた1年半後の36歳の終わりに中国へ渡り、北京中医薬大学に短期留学をすることができました。

中国では、商社の方が住むレジデンスの予備室を借りて通学しました。フランス時代とは、180度違う、ほぼ1年間の閉鎖的な学びです。大学とレジデンスの往復のみ。

まだ、免疫力が通常に機能していません。ガンはいまだ肺にもあります。それが悪さをしないように日々注意深く、体とだけ対話をする日々です。応用的にハーブ、アロマ、フレンチの知識を活かして、**生薬、漢方、薬草、スパイスを工夫したレシピ発表をしました。**あっという間の1年でした。漢方基礎学・漢方と西洋医学の融合に関する基礎理論を習得しました。でも自身の体の再生力を、気力というものだけで動かせたのです。枯れ木をギリゴリ、縄文時代のようにひとりで回しながら、ともし火をおこして体感して学びました。

食がどのように体を変えていくのか、よくわかりました。食べ方ひとつでよい代謝、活性化、伸びやかな再生が可能です。逆に、悪玉を蓄積して**劣化、酸化、硬化、老化も進行**します。

長いこと患っていた私の体ですが、今は心をこめて作る料理のお陰で元気いっぱいです。余命3カ月の宣告を受けたあの日から考えると、夢のようです。

それでも、ガンとその治療の後遺症で、季節の変わり目や外食が続き自分でオーガニック薬膳料理が作れない日が2週間ほど続くと、体がシグナルを出します。目が乾き、唾液が出づらくなりカラ咳が止まらなくなったりするのです。冷えを感じ始めると体中の関節が痛みと熱を持ちます。しかし、そのシグナルに気がつき、元に戻す方法を知った私は、あの頃とは違う私なのです。

今は、年に一度受ける健康診断ではまったく異常なし。石灰化した、ガン細胞だったものが肺、甲状腺、胆のうにある状態です。

枯れ木に水を注ぐように、正しい食と心のチカラで、じっくりと健康体に近づけてきたこの体。

現在も修復、再生しながら日々、ストレス、疲労を溜めないように自己を戒め、自省して生活をしています。

本書を引き続き読んでいただければ、すべての病気の根源は、あなたが今何を食べているかにあることが、おわかりいただけるでしょう。そして病からの回復のカギは、**いかにあなたの食と五感を活かすかにつきる**ということも、理解していただけるかと思います。

本書で使っている漢方の用語については、巻末資料を読んでいただくと、より理解が深まると思います。

第2章

食べるもので病気は癒える

スキルス性胃ガンを克服した薬膳レシピ

結婚して、主人の仕事の関係で北海道に住むようになってから、**札幌《さっぽろ》、十勝《とかち》の帯広《おびひろ》、そして芽室《めむろ》の自宅で体を改善していく料理教室を主宰**していました。

帯広の教室は、北海道新聞文化教室でオール電化のキッチンスタジオ。毎月10名ほどの生徒さんが、広大な十勝平野に囲まれた土地柄、みなさん車で来られていました。年齢層も幅広く、30代前半から70代後半、そして男性の方も参加していました。

その中で、元々常連で来ていた方の紹介で、8年前の年明けから一人の女性が参加されました。

顔色がどす黒く、顔中に体質的であろうそばかすが目立ち、顔の皮膚も非常に薄く、カサカサ。眉毛は形よく整えられていて、髪も綺麗にセットしています。おそらく、美容関係のお仕事なのかな？　と思ったら、やはりご主人が美容室をされていて、お手伝いし、ご自身もブライダルの顔そりや、エステを経営しているとのことでした。

彼女は、1年ほど前に婦人科で子宮筋腫の検査をして、体全体の検査も追加で行なったところ、胃にスキルス型のガンが見つかり、大学病院で手術、抗ガン剤の治療をひと通りしたそう。

その1年間の間に**55キロあった体重がみるみる38キロまで減少**してしまい、何を食べてもすぐに下痢をして、気持ち悪くなるので、紙パックの野菜ジュースと、おかゆしか安心して口にできない。食べることに興味がなくなってしまった、ということが彼女の悩みでした。

定期検診も1カ月に一度バスで大学病院に向かい、1泊して戻るとのこと。冬にもかかわらず、薄着でデコルテを出しています。抗ガン剤の副作用でほてりが続いていたのでしょう。

生活していかなくてはいけないので、お店は体調をみながら続けているとのこと。

私は内心、こんなに具合の悪い方にエステでお手入れをしていただいても心からやすらげないだろうなぁ〜と感じていました。

彼女に大切なのは、胃をなくしてしまったからこそ消化機能を高め、吸収させ、自然な排出を促すこと。唾液分泌を高めること。人にとらわれず、神経質になりすぎないで、自身をしっかりと確立して自信を持つことでした。

そこで私は、彼女の体をいたわる料理レシピを考えました。野菜ジュース、おかゆのようなものならば、スムーズに飲め、お腹も壊さないということなので、フルーツと十勝名産の長芋、あずきを使ったスープ。そして**水分を摂るならば薬膳ハーブティーをマメに作り、飲んでもらう**ことから始めました。

スープには、動物性のタンパク質と善玉菌の乳酸菌を取り入れるため、上質な発酵バターを使いました。ブイオンは、昆布、干ししいたけ、どっさりとかつお節を入れてだしをひき、必須アミノ酸、抗ガン作用のあるβ-グルカンを毎日、お味噌汁でも取り入れることを勧めました。

彼女にとっては、私の教室のレシピはとても衝撃的だったようですが、体調に合ったようで、ナメタカレイとあずきのソテーのような固形物の料理も美味しく食べていました。2、3日丁寧に薬膳ハーブティーとスープを作って飲んだら、顔色も良くなってご主人も喜んでいたとのことでした。何よりそれが自信につながったのでしょう。

他の日にちもクッキングスタジオのレッスンに通うようになり、月2回は、体の状態に合わせて新しいレシピを習得していきました。

闘病している人が毎日、体に良いとされている33品目の食材を使って食事を作るのは、本当に大変なことです。私自身も経験しましたが、**キッチンに立つことさえ、リンパ浮腫やガンの疼痛からつらくなる**こともあります。

彼女からは、簡単に作れるレシピをオーダーメイドで依頼されました。主に薬膳ハーブティーを中心に、毎日の生活の中に取り入れていったそうです。

1カ月に一度の検診の後、状態が良くなると嬉しいメールが届き、私も検診を受けた気分。りんごから始まった薬膳ハーブティーは4月半ばに入り、沖縄のビーチパインを使い、ミント、セージ、カモミールを入れたものに移行してみました。その数日後の検診では、ようやく3カ月に一度の検診でOKになり、よっぽど嬉しかったのでしょう、メールではなく、電話をくださったのです。

彼女は薬膳ハーブティーを、自身のエステのお店のウエルカムドリンクでもお出しするようになっていきました。そうすることで、自分も必然的に飲むことになりますし、施術を受ける方も**フルーツ酵素がふんだんに入ったお茶で代謝が上がり、リラックスした時間を持てる**と考えられたそうです。出会ってから4年後、彼女は心身ともに自信がつき、定期検診も半年に一度になっていました。

私はそれから、北海道から東京に転居しましたが、彼女は今も元気に既存のレシピを季節に合わせて作り、食を楽しんでいらっしゃいます。最近では、温泉地のお食事もおいしく食べてゆったりと湯につかり、消化不良の心配もなくなったそうです。夏に帰省した際、こっそりとサロンを覗いてこようと考えています。

手術の後遺症も
葉酸とハチミツで改善

札幌の料理教室は、カウンターだけのビストロ風なスタジオでした。地下鉄の駅からも近く交通の便が良い立地条件で、定員は10〜13名。夜の講座は、お勤め帰りの方が立ち寄れるように、また昼間は、日頃家事や子育てでゆったりとした時間が過ごせない方たちのための息抜きになるようなビストロ的要素がぎっしりつまった教室でした。

札幌の生徒さんは、テレビの料理コーナーのファンだった方、新聞や雑誌の連載を読んで興味を持った方がほとんどでした。

その中で、38歳のOさんという女性は**オーガニック薬膳教室に通って1年半ほどで急に体調がよくなって、再生された方**です。

初めて教室に来たのは5年前の春でした。昼の講座です。当時流行《はや》っていた見るからに森ガール的ナチュラルな麻素材でできた、たっぷりゆったりとしたベージュ系の洋服で全身を固めています。首には室内にもかかわらずぐるぐるにストールを巻いて、顔は真っ青で色が白い。教室に来てからも何度もトイレに通っています。以前から食に気をつけて生活をしていて、私の連載を読んでくれていたそうです。いつか芽室のスタジオに行きたいと思っていたけれど、当時仕事が忙しくて実現できなかったといいます。

数年経って体調が悪くて病院で検査をしたら、私と同じ原発卵巣ガンでステージ4。腸にも転移して手術して取り除いたそう。抗ガン剤は経過をみて受けると、今のところ拒否しているとのことでした。

手術の後遺症で、末端冷えがきつく、食事は少ししか食べられなくて一日数回に分けて少しずつ食べているそうです。

顔色と肌の状態、目の輝きからみて、**冷えを感じないように胃をはじめ腹部を温め、気のめぐりを一度整える**ことが必要です。心の不安を取り除き、葉酸、ハチミツの酵素を摂ることを継続したら、現状から抜け出し、抗ガン剤のお世話にならなくても日々健やかに過ごせるのではないだろうかと考えました。元々、ジャンクな食生活ではなく、質の良い食事をしていたとのこと。玄米を好んで食べていたそうです（マクロビ的な食の嗜好《しこう》でした）。仕事のストレスと生活リズムの乱れと自己嫌悪が強いタイプです。

彼女には、次のようなことをアドバイスしました。ごはんは五分つきのお米で柔らかめに炊いて、消化が悪いので玄米は控えること。穀物を摂りたいのであれば、**ひえをもちもちに煮てハチミツを入れておやつに食べる**こと。薬膳ハーブティーにはフェンネルの茎や根元を入れてきんかんとシナモン、クローブ、少しの牛乳を入れた柑橘チャイを飲むこと。菜の花、茎菜、ブロッコリーを多めに常食して葉酸をしっかり摂り、気の流れを整えること。

他にも、血液をきれいにすることで於血《おけつ》（血液の滞《とどこお》り）を取り除くという意識を持つこと。苦手というカキも、葛粉《くずこ》でコーティングして加熱して食べて補血すること。マッサージをしてリンパのツマリを取って、自分の手で体の痛む部分を手当てすることを伝えました。

この簡単手のひらマッサージはリンパを流すのに最適です。手のひらをグーにしてお風呂上がりや足浴の後に、耳下腺《じかせん》、首の上から肩甲骨にかけてゴロゴロ、首から胸腺までゴロゴロ、わきの下ゴロゴロ、お腹を時計回りにゴロゴロ、足の付け根、下半身の外側ゴロゴロ、内側ゴロゴロ、膝の内側ゴロゴロ、そして足の裏ゴロゴロ。面倒だけど、日々の生活に取り入れることを彼女は始めました（手でするのが面倒なので、プラチナ素材の顔マッサージをするプラチナローラーで全身をゴロゴロしているようです）。

自宅で療養中なので、同居しているご両親の分もなるべく自身で調理するようになったそうです。

私は、講座の中で、日々の調理を丁寧に行うと、その時に上がる香りの効能で**食べなくても経皮から吸収して、少しずつですが改善に向かう**とお話をしています。

ハチミツの酵素が彼女の体には合ったようで、ご自分でも上質なハチミツをいろいろ試して毎日小さじ1ほど好きなときに舐めていたとのこと。5年経った今でも、抗ガン剤のお世話にならずに過ごせているそうです。最近では、トイレに通う心配もなくなったので、家族で東京教室に来たいと連絡が来るほどになりました。

継続して日々の生活に丁寧な食を取り入れることの大切さを、改めて私自身再確認させていただいています。

前向きに日々のレシピを組み立てる思考を持てるのも、彼女たちに**たくさんのエネルギーを分けてもらっている**から。感謝するとともに、さらに成長しなければいけないと日々思います。

余命2週間から、人生のスケジュールを充実させる

私の北海道時代の料理教室は、クチコミを中心に、偶然手に取った雑誌を見てくださった方、新聞の連載、出演していたラジオ番組のリスナーの方、テレビの料理コーナー等々を通して広がってきました。自分自身や家族の体質を改善したい人、健康維持を第一に、シンプルな生活を食を中心に過ごしていきたい方、知識を高めて自身で薬膳を広めたい方、そして、現実に今病気や体調不良に苦しんでいる方、そのきっかけはさまざまです。

一度参加されると、受講後3日ほどは、**お腹の真ん中までまあるくホッコリした状態**が続き、お通じもよくなるからでしょうか、継続されている生徒さんがほとんどです。感謝です。

厳選された、一番の旬の食材を選び、食べ始めから、最後の一口までピラミッドの

ように、味覚を積み重ねていただきます。和、洋、中、伊、エスニックの要素まで組み入れた、バランスの良い私のオリジナルレシピです。

デモンストレーション形式で、すべて私自身が調理していきます。講座料金も、自宅スタジオでは1万円。高いと思います。でも、それなりの価値を見つけていただいた方は、継続して通ってくださるようになります。

人は誰でも、**食べ物、考え方、生活の質によって、自分で自分の体を作り上げているのです。**

顔がシミだらけの人は、自分で選んでそうなっています。高価な化粧品や、最先端の治療で一時は、消し去ったように感じても、甘いもの（糖化）や揚げ物（酸化）の摂りすぎは、すべてを破壊します。十分な保水（野菜、フルーツ、飲み物などの水分）、保湿（肉や魚の上質なタンパク質、ねばりのある野菜、ねばりのある海藻類、樹木から採れる恩恵ナッツ）、日中の紫外線対策（根菜、ビタミンC豊富な酸味のある野菜、フルーツ）を心がけなければ、ナチュラルな肌を維持することはできません。

実際、教室に来たり、お仕事で一緒になった方々は、皆さん私の肌質を見て驚きます。

以前、ガンの副作用のガンシミで、赤い湿疹だらけだったこの顔を見てです。普段は、肌に合わないし、料理の際になんだか崩れが気になるのでファンデーションは塗っていません。日焼け止め、チークと、ほんの少しのアイメイクのみ。

私なりに工夫した良質の食べ物を、自己のアンテナで日々取り入れていれば、なんとか**肌代謝を上げて加齢に逆らいつつ少しずつ改善して、シンプルなケアで健やかに年を重ねていく**ことができるのです。

数年前、胃ガンで余命2週間という患者さんから、連載していた雑誌を見てどうしてもプライベートレッスンに行きたいと連絡がありました。声にもハリがなく呼吸も苦しそうです。

私は「食べられますか?」と聞きました。「ほとんど食べられません。最後に高遠さんの作ったものを口に入れてみたいと思いました」とおっしゃいました。

……しばらく沈黙……「3日後昼に来てください」とお伝えしました。食べたいと思う前向きな気持ちがあれば、何かのきっかけでその人の寿命をまっとうできるのではと、自分の体験した味覚の再来の瞬間を思い出していました。

それからの3日間は彼女のために、トマトを使った煮込み料理（あえて少量のカモ肉を使用）、豆乳、長芋を使った濃いかつおだしのスープ、温野菜ときんかん、いかの塩辛（自家麹使用）のパスタを準備しました。使用する調味料から下ごしらえしたのです。

当日指定した時間に、従妹の看護師の方と現れた彼女は、小柄で細いのですが、髪も長くまだあります。睫毛も眉毛もあります。抗ガン剤の副作用はあまり出ていない様子。

顔は……胃弱で於血体質に多い、ドス黒くそばかすとシミが多い顔。肌質は、サメ肌にも近いほどの乾燥肌でした。

事前に体調を知らせてもらったので、冬でしたが十勝の山の中で雪に埋もれて春をじっと待つ青々とした、松の新葉、**クマ笹を掘り、アク抜きしてスペアミントと合わせた薬膳ハーブティー**を、力がいらない軽くて持ちやすい透明な保温グラスでお出ししました。

ゆっくりと、飲み終えて、彼女は一言「しばらくぶりに、水分を摂った気分です。いつも飲み物を飲んでも力をたくさん入れないと、落とすのでは……と気が気でなかった。とってもグラスが軽くて持ちやすく美味しく感じる」。そして、ニッコリ笑いました。連載記事の感想を述べられ、私の体験談を聞かせてほしいと懇願されたので、30分ほどお話をしました。

そして、スープを出すと、今までほんとうに食事ができずに寝ていたのかしら……と思うほど、一緒に来ていた従妹の方と同じスピードで全部飲んでしまいました。

そして、堰《せき》を切ったように、自分はどれだけ家族中の支えで闘病しているのか、小学校に上がる男の子のこと、まだ幼稚園に通っているお嬢さんのこと、ご主人との出会いについてもとても楽しそうにあれこれ思い出しながら、浅い呼吸の中でも声を弾ませて話し始めました。

自分を**さらけ出して、吐き出すということは、代謝、改善のサイン**でもあります。

この方はきちんと、天命をまっとうしてスケジュールを刻むことができる方だと感じました。

料理をすべて、ぺろっと食べた彼女は、ほんのりピンク色の肌。クスミも少し良くなっています。

そして彼女は、乳ガンを経験して自分とよく似た境遇の叔母さんに食べさせたい、メンタルが弱くひきこもりの従兄にも食べさせたいと、親戚の話もひと通りして、「また、来てもいいですか?」ときっぱりと大きい声を出しました。私は、「看護師の方とも相談して、来られそうでしたらどうぞいつでもお越しください」と伝えました。

それから、吐き出す、さらけ出す代謝・改善のスイッチが入った彼女は、病院食は相変わらずほとんど食べられない状態でしたが、自宅スタジオの教室では、すべてきれいに食べ、**食欲と美味しさ、代謝・排出がある喜びを月に1度から2度再確認**して、一時退院するまでになりました。

お子さんの初めての運動会も記憶に刻み、家族のひと通りの1年の行事を終えた後、糸が切れたように入院されて連絡がぱったり、来なくなりました。

年が明けてからしばらくして一度留守番電話に「また、教室に行きたいので改めて連絡します」とありました。1週間後、なんだか、彼女のことが妙に気になる一日がありました。もしや……まっとうしてしまったの……そう心の中でつぶやくと、先生、ありがとうございました、と聞こえてきました。

従妹の方に連絡すると、泣いていました。私は、「ありがとうございました、と言いに来てくれましたよ、泣かないでください」とお伝えしました。天命をまっとうしたの、頑張ったね。お疲れ様と伝えてください、そう言って心の中で**彼女の行く末の幸せ**をたくさん祈りました。

私も、彼女から、多くのことを学びました。私と出会ってくれてありがとうございました、と空を見上げて今一度感謝しました。

朝は手作りジュースと、2杯の白湯を飲む

皆さんは、朝起きてからまず、一日の最初に何を口に入れていますか？　水分はどのようなものを飲んでいますか？

人間の体のベストな水分量は、60パーセントくらいが目安とされています。就寝前にはコップ1～2杯。朝は少なからず、喉の渇きを感じているでしょう。

昨今、いろいろな健康法が紹介されており、ミネラルウォーターをガブガブ飲んだり、起きたてにしょうが紅茶だったり、甘酒だったり、冷たい野菜ジュースだったり、スムージーだったり……。

最近、夏は夜でも熱帯夜が続くような気候の日本。一年中、一定の気温帯での生活習慣であれば、**起きたばかりの体に冷たい飲み物**を入れてもいいかもしれません。私自身は、朝の大切な水分補給についていろいろ試して、失敗して、胃腸障害を起こし

たり、於血も再発したりしました。その結果たどり着いた結論が、朝2杯の白湯《さゆ》がベスト、なのです。

朝、人間の体温と同じか少し温かい温度の飲み物が、一番胃腸に負担がなく、体に優しそうです。寝ている間に体温が下がった体は、白湯をゆっくり飲むことで、胃腸から他の臓器へ熱が伝わり、全身の血流が促されます。そうなれば、滞った老廃物の排泄も促されて、代謝が上がるという考え方です。

本来、白湯は昔から、日本だけではなく、**インドや中国、欧州でも健康維持のために飲まれてきた**スタンダード。

浄水施設がなかった時代は、雑菌などの殺菌・消毒のためもありました。もっともシンプルで代謝も上がりやすい飲み物です。その日の体調によって、白湯でも味が微妙に苦く感じたり、甘く感じたりします。その感じ方によって、次に手作り野菜ジュースを作ります。常温でジューサーで搾ります（70ページにレシピを載せています）。

野菜、果物は、よく水洗いして皮ごと使います（キウイフルーツはむきます）。

用意する食材は通年、にんじん2本、りんご1個、キウイフルーツ1個。私は元々於血体質なので香草野菜のセロリ、大葉、コリアンダー、かぼす、タイム、レモンなども常備しています。

次ページのレシピの分量は、朝、ジュースだけの方は1人分、朝食も食べる方は2人分の目安です。

朝食を摂る場合は、できればジュースを飲んで30分経ってからにしましょう。なぜなら、**酵素が胃腸に到達して、その後食べた食材の消化吸収が良くなり、食後も快適に過ごせる**からです。

白湯が苦いと感じるときは……

胃酸過多、逆流性食道疾患、寝不足、ストレスで亜鉛不足などのとき

🍷 にんじん2本、りんご1個、タイム2枝、かぼす1個

白湯が甘いと感じるときは……

体がほてってむくみがち。近年湿度が高い日本(特に梅雨から夏)では基本的に脾(膵臓)にトラブルがある人が多い

🍷 にんじん2本、りんご1個、セロリ1本、レモン¼個

白湯が酸っぱいと感じるときは……

寝汗をよくかき、喉、目、口がよく乾く。血液の水分が少なくなって、乾燥肌の人が多い

🍷 にんじん2本、りんご1個、キウイフルーツ1個

白湯がしょっぱいと感じるときは……

ストレス過多で、気のめぐりが悪くなる。体を温めるエネルギーが足りず、体が冷えて関節痛や肩こり、口内疾患になりやすい

🍷 にんじん2本、セロリ1本、かぼす1個、大葉10枚

白湯が美味しいと感じるときは……

体は冷えもほてりもなく平性。
しっかり野菜、果物の酵素を摂り入れて

🍷 にんじん2本、りんご1個、かぼす1個

黒豆、セロリの葉、りんご、シナモンで健康茶を作る

私が、血のめぐりをよくして、体調を整えるために飲んでいる4つの食材パワーを使ったお茶をご紹介します。黒豆・セロリの葉・りんご・シナモンという組み合わせですが、驚くほど体が温まり、元気が出てきます。

黒豆に含まれるアントシアニンという天然の色素は、眼精疲労回復や視力向上に効果があります。さらに**血液の循環を良くし、胃腸機能も高め、利尿作用もあり、むくみも解消**します。高タンパクで栄養豊富、滋養強壮にも有効的な食材といえます。お正月のおせちでいただく程度の方も多いでしょうが、普段の食卓にも取り入れていきたいものです。

セロリを調理する際には、茎の部分を使い、葉はブイオンに入れるくらいという方がほとんど。セロリの葉は茎よりも香りが高く、ストレスからくる不安、緊張を和ら

げ、高血圧を予防して不眠を取り除き、体の熱を取り、頭に昇った気を降ろす働きがあるすぐれもの。私は無駄なく使い切ります。

りんごは通年スーパーで売られていますが、胃腸の働きを整える食物繊維、ペクチンを豊富に含み、酸っぱさが唾液分泌を促して食欲を高めるといわれています。香りは心の働きも助けるといわれて、不安や焦りを和らげる効用があるようです。

シナモンは、**冷えを取り除き、五臓を活性化させ、ケイヒアルデヒドという成分が末梢《まっしょう》血管を拡張**して、手足の先まで血をめぐらせます。体を温める作用は、一説にはしょうが以上とまでいわれているのです。

以上4種を、国産の無添加赤ワインを使っておしゃれに、美味しく、香り高く、ほっこりピンク色に煮出して健康茶を作りましょう。

血液サラサラピンクのホットティー

用意するもの

☑黒豆⅓カップ　☑セロリの葉１本分　☑りんご１個
☑シナモン１本　☑赤ワイン⅓カップ　☑水１リットル
☑好みでハチミツを適量

下ごしらえ

黒豆はよく水洗いしてザルにあげておく。りんごは１センチ幅の角切りにし、セロリの葉は２センチ幅のざく切りにする。

作り方

❶鍋に黒豆を入れて弱火で乾煎りする。

❷ぷちっと皮が割れてきたら、赤ワインとシナモンとりんごを入れて蓋をして、黒豆が柔らかくなるまで弱火でじっくり煮る。

❸水とセロリの葉を加え、さらに蓋をしてひと煮立ちさせる。

❹カップに注いで、好みでハチミツを入れていただく。

女性に不足しがちな鉄分、ミネラルもしっかり補給できます。水分代謝のバランスも整えてくれる滋養高いお茶。飲み終わった黒豆は、研いだお米と一緒に炊くと、ほんのりシナモンの香りも感じる黒豆ごはんになります。

＊ほてりがちな方は、シナモンは½本にするといいでしょう。

りんごは、赤いりんごよりも青いりんごを食べる

前項のピンクのホットティーでも使ったりんごは、食物繊維も豊富で、胃腸の働きを整え、コレステロール値を下げる効果があります。脂肪代謝を促して蓄積を抑える、プロシアニジンというポリフェノールの一種の成分も多いそうです。一時りんごを三食食べる、りんごダイエットなるものも流行しましたね。

りんごにはさまざまな種類があり、それを色で分類すると青いりんごと赤いりんごに大きく分けられます。どちらのりんごでも効果を得ることができますが、**青いりんごのほうがプロシアニジン成分が多い**のです。内臓脂肪が気になる人にはおすすめです。肝臓内での脂肪の燃焼が促進されて、脂肪の蓄積が抑制されるのです。

赤いりんごは、熟するとアントシアニンという成分に変化してしまいます。これに対し青いりんごは、熟してもプロシアニジンとして果肉にそのままとどまっているた

め、脂肪分解には特におすすめなのです。

日本にある青りんごには、黄王《きおう》、トキ、王林《おうりん》などがあります。

おすすめの食べ方は、食前に皮ごと半個食べること。1個食べてしまうと糖質摂取が多くなってしまいますので、**半分皮ごと櫛形《くしがた》切りにして食べる**こと。

食前にりんごを食べると、プロシアニジンがどの食事よりも先に胆汁酸に吸着するため、脂肪は吸収されず体外に排出されます。

胃腸が弱く冷えがある方は、食前に白湯を飲み、それから食事ごとに半個、合計一日1・5個が適量でしょう。

普段、朝食を摂らないという方も、白湯とりんご半個は食べるようにすると、今の健康を持続できると思います。

肉を食べるときは、フルーツを摂って胃腸を動かしてから

健康を意識している方の中には、肉はほとんど食べない、もしくは食べても鶏肉を適度などという声を聞きます。私自身も、病気と共存しながら生活を始めた初期の頃はそうでした。魚介と鶏肉は食べても、四足動物は食べませんでした。

その頃は、肌の乾燥がひどくて、体温もまだ低い状態。外から温めて何足も靴下をはいても、体の中からの自発熱、保温ができていないために冷えが取れません。

人間も四足動物のはず。そこで、滋養が高くて**代謝が上がるという、カルニチン豊富な羊に着目**しました。

羊の体温は人間の体温よりも3度ほど高い39・1度です。人間も大人よりも子供のほうが体温が高い。生後1年未満の若い羊の肉はラム。薬膳的にも、体を温める性質がとても高く、女性に多い虚弱で冷えて弱っている胃腸の働きを高めて、食欲不振、

冷え性を改善します。これは主にスパイスとともに調理した場合です。消化吸収して気のめぐりを補うと、温性の働きで不安定な精神を落ち着かせ、動悸を鎮める作用もあります。足腰の痛みや腰の冷えの解消や体力回復にも役立つ食材。脂質もたっぷりで、乾燥にもよさそうですよね。

一見、胃もたれしそうな羊を胃腸に負担なく、有効な成分をうまく吸収するために、一緒にフルーツの酵素をしっかり食べること。ラム肉を**フルーツで柔らかく下ごしらえしたものをソテーして食べてみる**と、体の中からじんわり汗が出て、温まる感覚がありました。胃もたれすることもなく、その後の排泄もスムーズ。

それからは、週に一度は肉を食べるようにして、保温と肌の乾燥対策にしています。

ここで果物を〝食後〟ではなく〝食前〟に食べる、フルーツ酵素の働きを理解しておいてください。果物を食べるタイミングは、食前（食事の30分前）や食間（食事と食事の間）が効果的。

普通の食事は、2時間から4時間かけて胃から腸へと届きますが、果物はたったの

30分程度で腸に届きます。なぜなら、果物にはたっぷりの酵素が含まれているから。そして腸に届いた酵素は本領を発揮！　お腹の中をキレイにしたり、後からくる食べ物をしっかり分解吸収してくれます。

でも、食後にフルーツを食べてしまうと、前を行くごはんや肉類にジャマされて、胃で立ち往生。「早く腸に行かせてよ～」と地団駄を踏む**フルーツが体を冷やして消化できず、小腸で吸収されず内側の絨毛《じゅうもう》に停滞し腐敗してしまう**のです。

果物はぜひ、食前か食間に食べてください。酵素は「食べ物の消化」と「新陳代謝」に、直接つながります。

レモンなど果物は、皮ごと食べましょう

野菜・果物は、程度の差こそあれ、皮ごと摂取することによってより多くの栄養素を摂ることができます。

皮に残っている農薬を気にされる方が多いと思いますが、残留農薬は食材の表面に多く、事前にきちんと**流水でこすり洗いすることで、90パーセント以上の有害成分を除去**することができるといわれています。また、きちんとした土壌で管理されたオーガニック野菜などは、より一層回避できます。

それぞれの食材に合った、下ごしらえ、調理法によって、その食材が持つ栄養素を安全に最大限に、引き出せます。美味しく摂りましょう。

私はレモン・みかん・りんご・桃・柿・なし・パッションフルーツは、皮ごとジューサーで、低速ですりつぶして飲んでいます。下ごしらえは簡単。ボウルにたっぷり

の水を張り、ひとつまみの天然塩を入れてよく洗い、15分ほどおきます。そして流水で塩気を抜きます。

さすがにキウイフルーツの皮は毛が気管粘膜《きかんねんまく》に刺激を与えるのでむいてしまいますが、ほとんどの野菜・果物はそのようにしています。時折、喉に違和感があるときは皮をむいて使い、皮は鍋でゆっくり乾煎りして薬膳ハーブティーの材料に使い消費しています。

ちなみに、皮ではありませんが、普段捨ててしまうブロッコリーの茎部分には、**実や花の部分よりも多くのカルシウムやビタミンCが含まれ、また過食を抑制する水溶性食物繊維も豊富**です。

ですから、ブロッコリーの茎はその花の部分と同様に、茹《ゆ》でたり炒めたりすることで手軽に調理可能。スープのブイオンとしても使います。茎ごと美味しくいただきましょう。

ニンニクの皮やしょうがの皮は、6種類もの抗酸化物質が含まれており、アンチエイジングに大変効果的です。

皮がついたままのニンニクにオリーブオイルをかけ、それを**肉や魚や野菜などと一緒にオーブン焼きにする**などし、香りづけとして用いています。

フランスおよびヨーロッパでは、山椒がスイーツでもブーム

山椒といえば、うなぎの蒲焼《かばやき》。ちりめん山椒、昆布山椒。数年間醸造熟成し絞り出された濃口《こいくち》の醤油、またはじっくり熟成した八丁味噌との相性がバツグンです。単調になりがちな味に、舌にぴりっとくる刺激。それは、**山椒に含まれるサンショールという舌を痺《しび》れさせるような辛み**を持つ成分が、味覚を鋭くさせ、味に敏感になるからです。

私の料理教室でも肩こりや体全体のコリでリンパ腺が詰まり、気のめぐりに滞りがある方には、時折、あえてこの山椒を使ったレシピを作成して食べていただくことがあります。

山椒の効能は、味覚を鋭くして減塩効果、ピリピリ刺激で食欲増進です。中国漢方では、この成分が胃腸を刺激し機能を亢進《こうしん》させるため、消化促進の効能大として、芳《ほう》

香健胃剤《こうけんいざい》に、そのほか鎮痛鎮痙薬、駆虫薬などの処方にも配合されています。また、喘息《ぜんそく》を抑え、ヒスタミンによる気管の収縮を抑制する効果があります。

山椒の辛み成分は、唐辛子の200分の1なのに、唐辛子よりも、頭をシャキッとさせてくれる、その連動で、脳の動きが活発になるといわれています。

食事の**5分前に山椒の実を噛んでおくと、料理の味がより鮮明に感じられる**ようになります。

教室の生徒さんの中に、ネイリストさんで、常に化学的な材料の臭いやネイル素材のダストの悪影響から、長年鼻の通りが悪く、喘息も併発して、肩甲骨から頭まで重くて仕方ない方がいました。

一度体の滞りを流さないと改善しづらいと判断して、山椒を使ったソースでナシゴレン風にしてごはんメニューを食べてもらったところ、よだれ、汗、鼻水がたくさん出てその後緩やかに改善した例があります。山椒ひとつでも、素晴らしいパワーがあることに、改めて驚きました。

フランスでは、最近スパイスとして花椒《かしょう》を使ったり、山椒をショコラに混ぜて使っています。とあるパティシエは、山椒を取り入れたパフェなども。

山椒のぴりっとした**辛みはチョコレートの甘みを引き立てるだけではなく、カカオの香りを引き出す**効果もあるからでしょうね。最近ではクッキーに練り込んで、焼き菓子で売っている店もあるそうです。糖質を、山椒の効能で代謝分解できそうですね。

次ページのドリンクも、スキッとしていて生徒さんたちに好評です。

キリッと元気になる

山椒チョコレートソーダ

用意するもの（2人分）

- ☑メイプルシロップ⅓カップ
- ☑ココアパウダー½カップ
- ☑バニラビーンズ⅓本
- ☑粉山椒小さじ½
- ☑炭酸水2カップ

作り方

❶ 鍋に水2カップ（別計量）、メイプルシロップ、ココアパウダー、バニラビーンズの種とさやを別にして入れ、中火にかける。一煮立ちさせたら山椒をふり入れて混ぜ、火を止めてザルで濾し、ボウルに冷ましておく。

❷ ❶と炭酸水を、カフェオーレを注ぐ要領でグラスに注いでいただく。

乳製品も不可欠。ただし発酵バターを選びましょう

バターの香りは、とても食欲を増進してくれる幸せの香りです。クロワッサンも、たっぷりのバターを練り込んで焼かれています。

バターが一般に普及し出したのは19世紀以降の話で、技術進歩に伴ってヨーロッパで伝播《でんぱ》していったとされます。しかし、旧約聖書にも記載されているといわれており、**バターそのものの存在は紀元前数千年に遡《さかのぼ》る**と推測されています。

バターは薬膳的には気を補って疲労を回復させ、体に潤いを与えます。疲労回復やストレス解消、乾燥肌の改善などに効果的です。

バターの黄色は、ビタミンAの色。ビタミンAは肌や粘膜を健康に保って細菌などへの抵抗力も高めてくれます。血中濃度を調節する働きもあると考えられています。

ビタミンAの他にも、バターは以下の優れたパワーを持つ食材です。ビタミンEは

優れた抗酸化力があることで知られており、細胞の老化を防止する作用があるとされます。ビタミンKは、カルシウム結合タンパク質や血液凝固因子の生成に関与しているといわれています。

また、カルシウムは骨や歯を丈夫にする他、神経の興奮を抑制する作用があるとされます。また、筋肉の収縮や細胞の機能をコントロールする働きなどもあると考えられています。

バターは乳脂肪分が多いですが、実はカロリーはオリーブオイルよりも低くて、栄養価は他の油より高い。このことは、あまり知られていません。

料理の香りのエッセンスにもなります。非発酵バターは、日本で普通に売られているバター。ミルクの香りとほんのりとした甘みがあります。アメリカ、オーストラリアでも非発酵バターが一般的です。

発酵バターは**クリームを乳酸発酵させてから作るバター**で、ヨーグルトのようなわずかな酸味があり、非常に香り高い。ヨーロッパでは発酵バターが一般的です。

遠心分離機がなかった時代はクリームの分離に2～3日かかったので、この間に自然にクリームが発酵して発酵バターができました。現在では、乳酸菌を加えて人為的に発酵させてバターを作ります。フランスでは、バターを使う料理の際は発酵バターがおきまり。酪農や乳製品の食文化の歴史が深いヨーロッパでは、食習慣・食の嗜好《しこう》の面から発酵バターが好まれているのです。

クリーム状の生乳を乳酸発酵させてから作る**発酵バターは、腸内に届くと悪玉菌を抑え、善玉菌を増やす働きがあります**ので、便秘および下痢の解消に最適です。乳糖が発酵することできれいに分解されていますので、乳製品を摂ると、おなかが張ったり、腸の状態がよくないといった方も安心して食べることができます。

一方、日本はそもそも近代酪農が始まってから100年程度。近代冷蔵技術とほぼ歩みが同じようです。

また、酸のしっかりしたヨーグルトやチーズらしいチーズ（昔から作られている本当のナチュラルチーズ）が最近まで好まれなかったように、食習慣の違いから発酵乳製品に対しては距離をおいてきたといってよいでしょう。最近は多くの日本人も乳製品の食体験を積み重ね、さまざまな種類の食材や商品が、日々の食卓に並ぶようになりましたが。

またもうひとつの要因は、明治以来の日本の乳業がヨーロッパ型というよりは米国型であったことから、製品ラインナップに発酵乳製品が少なかったこともあげられます。

ヨーロッパでのチーズにあたる保存可能な乳製品は、米国、日本では加糖練乳、脱脂粉乳などに置き換えられてきました。それゆえ、一般の市場への投入は限定的かつ最近の話で、それが日本人の発酵乳製品の食体験を狭める結果となっているようにも見えます。

最近では、多少値段は張りますが、**クリームを乳酸菌により発酵させ、バターチャーンで練り上げる伝統的な製法**で作り上げた発酵バターがスーパーでも手に入るようになりました。お肌や粘膜の乾燥対策に時折使えることは、嬉しい限りです。

次ページのレシピのようなデザートも、ぜひ試してみてください。

善玉菌を増やす！

発酵バターとバナナの黒ごまシャーベット

用意するもの（2人分）

☑ 発酵バター大さじ2

☑ バナナ1本(細かく刻んだもの)

☑ 炒り黒ごま60g

☑ メイプルシロップ40g

☑ 水1½カップ

作り方

❶ フライパンに炒り黒ごまを入れて、弱火で香りをしっかりと出しながら炒る。

❷ 鍋にメイプルシロップと水を入れて一煮立ちさせ、発酵バターを入れ、冷ましておく。

❸ ❶をミキサーに入れてペースト状にし、さらにバナナを加えてよく混ぜる。

❹ ❸と❷を木べらでよく混ぜ合わせ、バットに流し入れて冷凍庫で冷やし固める。

セルロース入りのバターやチーズはひかえましょう

普通にスーパーで陳列されている、バター、チーズ、マーガリン、インスタントラーメン、ガムなどの裏の成分表示にはセルロース（増粘安定剤）と書かれていることが多いと思います。

セルロースとは、いわゆる「食物繊維」のことです。植物の細胞膜などを構成する繊維分で、**ヒトの体はこれを消化できない（栄養にならない）**ので、食べ物のカスとされていました。腸内細菌の働きを助けるために必要なことがわかってからは、栄養素に準じた扱いを受けています。

食品添加物として認められているセルロースは、正式名を「微小繊維状セルロース」といい、表示上は簡略名の「セルロース」が用いられています。その正体は、「パルプまたは綿を均質化処理し、微小繊維状にして得られたもの」です。

早い話が木材などの植物を粉砕・溶解したものです。認められている用途は「増粘安定剤」。つまり、食品に粘り気やとろみをつけるための添加物ということになります。

チーズを例にとると市販の粉チーズ（パルメザンチーズ）には、乳製品規格上の「ナチュラルチーズ」と「プロセスチーズ」があります。ナチュラルチーズは生乳や食塩や凝乳酵素が原材料。プロセスチーズはナチュラルチーズに増粘安定剤を加え、溶解・再加工したものです。どちらを選ぶかは自由というか好みですが、その違いはなかなか知られていません。

本物の粉チーズの王様、**パルミジャーノ・レッジャーノは、前日に搾《しぼ》った牛乳を一晩おいて分離し乳脂肪分を抜いたものと、当日の朝搾った牛乳を混合したもの**を用います。1日に1回だけ作ることができます。

水分を完全に抜き切り、1年半から3年、長いものでは5年以上熟成させるため、超硬質のハードチーズとなり、熟成されるとアミノ酸が結晶して白い斑点ができます。丁寧に成分を調合して、時間と手間がかかっています。しかも、天然のアミノ酸の集合体でもあるわけです。

元々胃腸が丈夫で消化機能がスムーズな方は、パルプや綿が主成分の食物繊維であるセルロースが添加されている食品を多少食べても問題ないと思います。

私は体質的に、体を温める陽の気が少なく、冷えやすく、そのために腰や関節に痛みを感じたりしやすいのです。胃腸が弱く、下痢を起こしやすい。そこで、本当の本物パルミジャーノ・レッジャーノを選び、塊を買い求め、チーズおろし器でその都度すりおろして使うことにしました。この乳製品の選び方によって、お腹にガスがたまることもなく、便の状態がてきめんに改善されるようになりました。

出張先で夜、外食の後、発酵食品を手軽に摂りたいときには、**一口大に切った発酵バターや本物のチーズを食べる**こともあります。最近では数十グラム程度にカットされたものが、大手のスーパーにも並ぶようになりましたよね。

ご自身の胃腸の状態と相談して、なるべくならば本物のバター、チーズを摂《と》っていただきたいものです。

野菜から食べるといい理由。次に主菜の魚・肉。ごはんは最後にしましょう

２０１３年に世界文化遺産に登録された和食。一汁三菜が基本ですが、懐石料理・会席料理のように改まった席では、野菜から１品ずつ順番に料理が提供されます。フレンチ、イタリアン、中華をコースでお願いしても、ほとんどのメニューで野菜から食べます。その理由には３つあると、糖尿病の専門医の方も推奨しています。

１つ目の理由は、**野菜を先に食べると過食の予防になる**からです。

野菜に含まれる食物繊維は、胃の中に入ると水分を吸って体積が大きくなり、満腹感を与えてくれます。

また、野菜はよく噛んで食べる必要があるため、満腹中枢を食事の早い段階で刺激してくれるのです。

２つ目の理由は、**食物繊維が便通を整え、余分なコレステロールを吸収して体外に**

排泄してくれるからです。

3つ目の理由は、**野菜の食物繊維が血糖値（血液中のブドウ糖）の濃度が急激に上昇するのを抑えてくれるから**です。

私たちの体は、食事によって血糖値が上昇すると、インスリンが分泌され、そのインスリンが血液中のブドウ糖を各細胞に取り込んで、活動エネルギーに変えてくれます。しかし、血糖値が急激に上昇してしまうと、それを下げるためにインスリンがたくさん分泌され、体中の組織に多量のブドウ糖を供給します。その結果、あちこちの組織で余ったブドウ糖は、脂肪に作り替えられて貯蔵されるのです。

そこで、野菜を先に食べると、食物繊維がブドウ糖の吸収を緩やかにしてくれるため、血糖値の急激な上昇を抑え、インスリンの分泌を減らし、余分な脂肪が作られるのを防いでくれるという理由だそうです。さらに野菜を先に食べて血糖値の変動幅を小さくすると、太りにくいだけでなく、糖尿病や老化の予防にも有効だといわれています。

近年地球温暖化によりオゾン層が破壊されて、夏の紫外線対策は通年の紫外線対策に変化してきました。気候の変化に伴い、気温、湿度がジェットコースターのように激変すると、夏に開いた皮膚の毛穴が冬に入っても開いたままで、肌トラブルも多く発生して、皮膚科に駆け込む方も多いそうです。

ではなぜ、野菜から食べる食事が肌と体に良いのか。

「食後高血糖」が肌と体の代謝を阻害するならば、カロリーコントロールだけでなく、食後の血糖値コントロールが美肌と健康の秘訣だということです。

糖は、タンパク質と脂質と並んで3大栄養素のひとつですが、野菜不足、スイーツの食べすぎ、運動不足などで簡単に糖が溜まりやすい体になり、食後、血糖値が急上昇して「食後高血糖」に陥ります。また余分な糖とコラーゲンなどのタンパク質が結合して「糖化」が起こり、**肌や体の新陳代謝を阻害する**ばかりか皮膚組織の破壊までもしてしまうのです。

顔のこめかみ部分に、よく赤いニキビはできていませんか？　その部分にシミはできていませんか？　頬の中心、おでこ、あごの下に、冬にもかかわらずべたつきや大きい吹き出物が時折できませんか？

そういった方は、今すぐ食べ方チェンジの習慣を始めましょう。野菜を先に食べるメリットは、血糖値の急上昇と肌の糖化ダメージを抑えること。そして野菜には抗酸化食材が多いので、紫外線ダメージを抑えることができ、**通年の紫外線予防にもなり、食べる日焼け止めになってお肌を守れる**のです。

また、糖質が吸収されやすい白いごはんやパン、菓子類をよく食べる人は量を控えめにしてみてはいかがでしょうか。

糖質を摂るときには、その吸収がゆっくりになる野菜から始める食べ方を意識することが大切なのです。

生徒さんの中には顔の脂漏性《しろうせい》湿疹が3カ月くらいで改善して、ご主人も通年のフケが出なくなり、慢性疲労がなくなったと喜んでいる方もいます。

第3章
甘いもの、お酒も工夫しだいで百薬の長

ハチミツ＋いちごの酵素水は強力。肉をつければ脂肪も大丈夫

私は、ハチミツが大好きです。ハチミツは、ミツバチたちが植物から花蜜《かみつ》を吸い取って、体内の酵素によってハチミツへと変化させ、巣箱の中に吐き出して蓄えたもの。

ミツバチは酵素によって花蜜に手を加えるだけでなく、水分を飛ばして濃縮させ、甘いハチミツを作り出します。いろいろな植物から花蜜を吸ったハチミツ。最近は種類も多くみられます。

固まった（結晶化した）ハチミツには花粉が含まれており、加工されていない天然物である証拠。本物の**ハチミツは透明度が低く、濁《にご》っている**のです。そのハチミツの賞味期限は2年以上あります。加工された保存食でもない、天然素材そのままなのに。

ハチミツには強力な殺菌作用があり、殺菌力の強さには2つ秘密があります。

1つ目は、高濃度の糖分が細菌内部の水分を減少させ、繁殖を抑える力を持っていること。

2つ目は、成分として含まれるグルコン酸に殺菌消毒作用があることです。

ちなみにグルコン酸は、医療現場で傷口の消毒、医療用具の消毒にも使われている物質です。

薬膳的効能（漢方の詳細は、巻末付録をご覧ください）は陰虚《いんきょ》、気虚《ききょ》、体を冷やすことも、ほてらせることもない平性。五味はもちろん甘。帰径は脾、肺、大腸。肺を潤して咳、息切れ、皮膚の乾燥を改善します。腸を潤す作用も高く、乾燥が原因の便秘（カラ咳が多く伴います）に効果があります。弱っている脾臓《ひぞう》や胃の働きを補って胃腸の不具合を改善します。胃の粘膜を保護するため、胃腸虚弱の方にもおすすめ。ハチミツを溶かしたハチミツ水は、うがい薬としても効果的です。

ハチミツに含まれているグルコン酸には、お茶のカテキンと同様に殺菌作用があります。国立病院機構仙台医療センターでは、**手術後の傷の処置にハチミツを使うとい**

う、**通称「ハニー処置」といわれる方法**を取ることもあるそうです。喉の調子が悪い、咳が出る、風邪っぽいというときは、ハチミツ水でうがいをして、寝る前に唇にはたっぷりハチミツを塗って休んでいます（朝、愛犬に口の周りをよくペロペロなめられてしまうことが難ですが……）。

また、眠りたいのに眠れない……そんなときは、ハチミツ入りのホットミルクを飲んでから休んでいます。現代人の不眠症の原因はストレス。十勝の雄大な自然から、大都会の眠らない街に住み、睡眠もとりづらい状態が続きました。ハチミツにはとっても助けられたのです。

ストレスを緩和し、心の興奮を鎮めてくれるのがセロトニンという物質。この**セロトニンの分泌を増やせば、ストレスを抑えぐっすり眠れる**のですが、「トリプトファン」という必須アミノ酸が必要で「トリプトファン」がたっぷり含まれているのが牛乳なのです。ハチミツに含まれる「ブドウ糖」には、牛乳の「トリプトファン」が吸収されるのを助ける浸透圧効果があります。

ハチミツの浸透圧の働きは、酵素の働き。ハチミツの高濃度の糖分が、果実の美味しさを浸透圧で引き出し、砂糖のものでは味わえない風味があります。旬のフルーツを細かく刻んでハチミツを混ぜ込み、15〜30分ほどおくとフルーツ酵素エキスができます。

教室の手作り調味料として、**旬のフルーツとハチミツを合わせて作っておき、肉料理の下ごしらえに使用**すると、肉の臭みを取り除き、柔らかくして色艶よく仕上がります。魚料理にも使えます。さまざまなフルーツ酵素水を作り使っていますが、春のいちごは生徒さんにも毎年好評を得ています。

いちごには抗酸化成分であるポリフェノール類のアントシアニン、エラグ酸、ケルセチン、ケンペロールなどが含まれています。いちごはブラックベリーについで、抗酸化物質を最も豊富に含んでいるフルーツです。加熱すると甘い香りがまたいいハーモニーになって、鹿肉、ラム肉、カモ肉、サバ、ブリという臭みが気になる食材でも柔らかく、照りよく美味しく誰でも仕上げることができます。

15分でできるキウイのフルーツ酵素。生活習慣病を予防できる

キウイフルーツは、半分に切ると、真ん中に小さな黒ごまのようなツブツブが丸く集合している緑、または、黄色の果実。原種は、マタタビ科で中国のさるなしが主なものとされています。ニュージーランドに持ち込まれて、品質改良されてからまだ100年も経っておらず、最近では、日本でもマタタビとかけ合わせたとされる日本産キウイフルーツが、九州から東北まで幅広く栽培されています。

キウイフルーツは、イチョウと同じく雌雄異株《しゆういしゅ》で実をつける樹木です。人間と同じですね。雄株と雌株を少し離して植樹して、**受粉のシーズンにミツバチや、風の自然の力をかりてたわわに実をつける**もの。

キウイフルーツの特徴のひとつに挙げられるのが酸味。その舌で感じる甘さの中に広がるさっぱりとした酸味こそビタミンC。グリーンで60ミリグラム、ゴールドで1

20~130ミリグラムです。レモンで100ミリグラムくらいですから、ずば抜けて高いことがおわかりいただけますね。

薬膳的効能は、陽熱、陰虚、気滞。五性は、体をクールダウンさせる寒性。五味は、甘、酸。帰径は、胃、腎。ストレス過多や、体質的にほてりやすい体の熱を取り、唾液分泌を促して喉の渇き、ねばつきを解消します。熱を溜め込んで、むくみ、尿の出が悪い方、また腎臓や尿道に、利尿作用の滞りから結石ができやすい状態にも有効です。

胃腸の働きを整えてくれる食物繊維の一種ペクチンが含まれていて、動物性脂質の摂りすぎによる消化不良、食欲不振、食道から胃、腸の入り口にガスが溜まる不快な症状改善にも良いとされています。キウイのポリフェノールには、免疫力を高める働きがあり、また、**皮の内皮には細菌感染に抵抗する強力な効能がある**といわれています。

キウイの中のゴールデン種に含まれている多量のビタミンCは、不調のときに分泌される強力な胃酸と、添加物の摂取で排出されずに胃腸で残留している成分で合成するニトロソ化合物（発ガン性物質）の産生を止めるそうです。それによって、免疫力を増強させて、ガンの発生を予防します。

キウイのペクチンは腸内を柔らかく動かして円滑にする働きがあって、血行不良による体温低下で**消化されずに便と一緒に腸内で溜まっている有害なガスをスムーズに出す作用**もあります。この作用で、コレステロールが溜まらなくなるので結果的に生活習慣病予防につながっていくのです。

キウイにはアクチニジンというタンパク質分解酵素も豊富に含まれていて、お肌を活性化させて柔軟にして、余分な角質（タンパク質）を浮き上がらせて毛穴を引き締め、肌理《きめ》のそろった肌に改善する働きがあります。中国では青春果実、皮膚果実といわれ薬膳で使用したり、パック剤としてお肌のお手入れで取り入れるところもあります。

また、アクチニジンは、腸内環境だけではなく、口内環境（オーラルケア）にも良いとされて、舌苔を分解除去する働きがあるのです。皮を薄くむいて輪切りのキウイを30秒くらい舌の上にのせて、ゆっくり舌を使って転がしながら成分を口内隅々に浸透させて食べると、舌下腺《ぜっかせん》の活性化にもなりますので効果的です。

さて、そのキウイとベストマッチするのが、先ほど紹介したハチミツ。ハチミツの主成分は、素のままのこれ以上分解する必要のない単糖類であるブトウ糖と果糖。そのためすぐに消化しますし、エネルギーとして体に吸収されて疲労回復にもうってつけなのですが、キウイとハチミツ、この2つの成分が合わさるとさらにパワーアップするのです。キウイ1個をごく薄く皮をむいてザク切りにして、**ハチミツを小さじ1杯混ぜ合わせ15分おく**と新鮮なフルーツ酵素が出来上がります。

ストレスが溜まってイライラしてくると、口から入れる食事もおざなりになりがち。そういったときはキウイのフレッシュな酵素を作って、ヨーグルトに混ぜてささっと食べると、カルシウムも同時に摂取できてイライラも解消でき、代謝や免疫力もグンと上がります。

黒ビールが大好き。自然発酵発泡の炭酸麦。ただしなるべくゆっくり飲む

お風呂上がりの、キンキンに冷えたビールは何とも言えず美味しい。または、天ぷらや焼き肉、ピザ、油っぽい食事に欠かせないのがビール、という方も多いことでしょう。

しかし、アルコール、特にビールは炭水化物の麦が主成分なので、飲むと太るとかビール腹になる、という声もあります。最近は、ビール風の健康を意識した発泡酒も店頭に並んでいます。ビール風になるほど、味と泡立ちは本物と似ているけれど、本来の成分、効用はどこかに置いてけぼりで、**カロリーOFFのみが強調される**ありさま。個人的には、少し残念な気もします。

ビールの主原料は発芽大麦、大麦汁、ホップです。

ビールの泡、香り、コクの元になるのはビール酵母。発芽させた大麦とその発芽さ

せる過程でつけておいた煮汁（大麦汁）を加えてじっくり時間をかけて発酵熟成していくと、ビール酵母ができます。

栄養素たっぷりのビール酵母は、体内に入ると乳酸菌が腸内で増殖する手助けをしたり、泡の炭酸ガスが胃壁を刺激すると消化液の分泌を促し、胃腸の働きをよくして、有害なガスを排出したりします。

ハーブ学を学んでいる際に、医学の始祖といわれているヒポクラテスの処方書にも、発疹性の病人、便秘、胃腸病、むくみのきつい腎臓病に**発芽大麦の煎汁《せんじゅう》を飲ませて排尿量を増やす治療法があった**とレクチャーを受けました。

発芽大麦、大麦汁の元になる大麦の薬膳的効能は、体質的に気虚、陰虚、水毒に良いとされています。五性は、涼。五味は甘、鹹《かん》。帰径は脾、胃、膀胱。中国漢方では、外皮の付いた部分を解熱剤としてすりつぶして使われてきました。

発芽大麦には、ビタミンB群のうちビタミンB_2の体内の吸収がよくて、中でも肌の水分バランスを整え、腎機能を高める効果があり、肌の潤いや艶を維持してくれます。ビールとなって、酵母熟成されて、アルコールが発生したものはさらにビタミン

Bの量が多く含まれているそうです。

ホップの薬膳的効能は、体質的に陽熱、気滞《きたい》、於血《おけつ》の方に良いとされています。五性は温、五味は辛、帰径は脾、胃、肝、肺、腎。冷えが根源にあって、血行不良によるリンパの滞りから発生する体の芯の冷え、肩こり、更年期障害（ほてり、ヒステリー）、肌の衰えの改善に良いとされています。さらに、ホップのさわやかな苦みは、消化を助け気分爽快にしてくれて、食欲増進や口内を鎮静する働きもあります。また、体を温め、リラックス作用や安眠作用もあります。フィストロゲンというホップに含まれている成分は、女性ホルモンと同じような働きをするとさえいわれ、年を重ねると減少するホルモンを補うことができます。

女性のガン（子宮ガン、卵巣ガン、乳ガンなど）は、女性ホルモンのエストロゲンの分泌を調整することで抑制できるのですが、**ホップの持つフィストロゲンは抗ガン作用もある**のです。欧米では、20世紀の初めまで薬屋さんでは、遮光瓶に入れられたホップチンキが鎮静剤・安眠剤として売られていたと学びました。今でも、ホップの生産地では、ラベンダー同様にリラックス安眠用として乾燥ホップ入り枕が売られています。

私は、病気を経験してから、いつも黒ビールを常温に近い状態でクリーミーな泡と苦みをゆっくりと「良薬口に苦し」のごとくいただきます。

黒ビールと淡色ビールの違いについておおまかに説明すると、黒ビールは「乾燥させるときに強く熱してつくった濃い色の麦芽を原料の一部に使うこと」が決められていて、この麦芽を使って製造したビールはコーヒーのように濃く、香りも香ばしく、色も褐色《かっしょく》です。常温で飲んでもクリーミーなビール酵母の働きを舌で感じることができます。一方、**淡色ビールは乾燥の際の焙煎が軽く、黄色がかった褐色の麦芽を使用**します。この麦芽を使うとビールの色も輝くような黄金色で、すっきりとした味わいになります。コーンスターチを添加して辛口ビールにしたものは日本を含めて世界的にも人気があり、淡色ビールが主流です。

ビールの効能を有効に働かせるためにも、飲むポイントがあります。

入浴前の食事時、常温になるべく近い温度帯で。元々、薬屋さんで利尿剤として売られていたものです。急いで、がぶ飲みはいけません。ゆっくり風味を感じながらほどほどに美味しくいただきましょう。飲んでから、酔いをさまして入浴すると、ビールの自然発泡の働きで、発汗作用が高まり、普段汗をかきづらい方も気持ちよい汗が出てきます。

ビールを美容法として取り入れる動きも、昨今見られてきました。最近では、**本場ドイツから始まりヨーロッパで、ビール風呂ならぬ、ビールスパがブーム**だそう。ビールスパは、体内の機能を再生し、肌代謝を促して、きめ細かい肌にするそうです。

また、ニキビや炎症性の皮膚にも良いといわれていて、敏感な肌や乾燥した肌を活性化して潤いを与えてくれます。

ビールの二酸化炭素は、血行を促進してくれて、肌を柔らかくして、苦みの決め手となるホップの香りは、殺菌や精神を安定させ快眠を促す効果があるからでしょう。

私は、飲み残したビールを週に一度程度、入浴時の洗顔に使い、毛穴の詰まりを防止して肌を引き締めるようにしています。

ブドウや赤ワインのポリフェノールで長寿遺伝子をオン

ポリフェノールは、ブドウの皮をはじめさまざまな果物、野菜に含まれている成分で、美肌効果やさまざまな効能があることで注目されています。ワインの中でも、ブドウの皮ごと使用して作られる赤ワインに多く含まれています。

このポリフェノールには**抗酸化作用があり、体内の活性酸素を除去**してくれます。

活性酸素はニキビやシミ、肌の老化、さらにはガン細胞の原因といわれています。呼吸によって取り込まれた酸素の一部が酸化して、体に悪影響を与えるのです。ストレスや紫外線、喫煙などによって活性酸素が増えすぎると、肌への悪影響のみならず、ガン細胞を発生させることもあるといわれています。

ポリフェノールは他にも、悪玉であるＬＤＬコレステロールの酸化を抑えて血液をサラサラにし、コレステロール値を下げて血栓《けっせん》や動脈硬化を防いでくれます。

ポリフェノールは、眼精疲労にも効果を発揮します。最近の実験では、赤ワインの成分に含まれているポリフェノールのひとつ、**レスベラトロールは、加齢に伴う体の右肩下がりな状態を改善する**ことがわかってきました。

私たち人間は、本来長寿を司るというサーチュイン遺伝子を持っているのですが、日頃、ストレスを抱え、睡眠不足になり、食生活が乱れると、血行障害も伴うようになり、その長寿遺伝子が活動してくれません。サーチュイン遺伝子が活発になると、細胞修復、代謝を促して、取り込んだ栄養をエネルギーに替えてくれ肥満防止、体のさまざまな生体機能のバランスを整えてくれるといわれています。

さらに、通常私たち人間は、染色体の末端を保護しているテロメアという構造物の長さの長短によって寿命が決まるとされています。赤ワインに含まれているレスベラトロールは、サーチュイン遺伝子を刺激し細胞を活性化させて、テロメアの末端の長さを伸ばしてくれます。染色体細胞の寿命を延ばし、抗酸化、老化を緩やかに食い止める働きがあるのです。

レスベラトロールは、老化防止だけではなく、食事の中で摂り入れると、血液の流れを良くして、血管をつるんとした綺麗な形状に保ち、動脈硬化予防もしてくれます。コレステロールが溜まりづらくなることから、脂肪細胞の蓄積を防止して、肥満解消にもなります。

アンチエイジングを意識する現代では、長寿のカギを握っているサーチュイン遺伝子を赤ワインだけではなく、いろいろな素材から摂ることによって病気を予防できるのでは！　ということで、さまざまな素材のサプリメントなども売られています。レスベラトロールは、イタドリ、アサイー、ブドウの果実、ブドウの茎、ピーナッの皮にも多く含まれています。ブドウは、皮ごと食べると効果的なのです。旬になると皮ごと細かく刻んでハチミツに混ぜてサラダに使ったりしますが、皮を消化するくらいにしっかり咀嚼することは大変。唾液もたくさん分泌されます。

フランスでは**旬のブドウを、喉が渇くと水代わりにモグモグ食べていた**ことを思い出します。そのときは、体が欲していたのでしょう。毎日1房は食べていました。今は、朝の野菜ジュースにジューサーでゆっくりすりつぶして旬の時期はたくさん飲んでいます。

皮ごと摂取でしかも熟成発酵されたブドウ液ということで赤ワインにたどり着きます。アルコールですので、飲みすぎはよくありません。一日に**ワイングラス1～2杯（150～250ミリリットル）程度が適量**といわれています。

赤ワインは薬膳では、体質は血虚、気虚、水毒、気滞の方に特におすすめです。五性は温、五味は、鹹、甘。帰経は脾、肺、腎。

さまざまな体の部位に栄養を行き渡らせる血が足りないため、肌荒れや抜け毛、髪の乾燥、爪が割れたりする体質で貧血、こむらがえりや寝ちがえ、首回りのハリが起きやすい方は血虚という状態になっている場合があります。赤ワインの赤は血の色。アルコールを飲む際にセレクトされるといいでしょう。

日本酒、納豆、ヨーグルト、酵素が多い食材で体を内側から美しく

少し前に、食べるラー油から始まった手作り感がある調味料がブームになりましたね。

麹《こうじ》も塩麹から始まり、醤油麹、味噌麹、麹本来の甘味を熟成させた麹シロップもあります。

麹シロップはわかりやすくいうと、甘酒。酒粕を使うか麹で作るかどうかといったところ。どれも酵素水にもなります。私の場合、料理には、いわゆる砂糖は使いません。天然素材の**メイプルシロップ**、**ハチミツ**、**甘酒**、**フルーツ酵素水**などの精製されていないものを使用しています。

米どころ日本を代表するアルコール、日本酒。世界文化遺産にも登録されるほどの和食ブームで、日本酒も、フランスはもとよりアメリカ、お隣の中国でも好まれるよ

うになりました。

一部の高価な銘柄は、日本では手に入りにくくなり、アジアに旅行に行った際に飲んできたという知り合いもいるほどです。

野菜、果物、納豆やヨーグルトには酵素が多く含まれていることは何となく皆さんご存じのことでしょう。日本酒は酵素・酵母、どちらも関係しているのです。

日本酒の製造工程をごく簡単に説明すると、まず麴カビの酵素でお米のデンプンを分解して糖化します。しばらくすると今度は酵母菌がその糖を食べて、アルコールと二酸化炭素を生成します。これがアルコール発酵というもの。あとは、**熱を通したりろ過したりして、余分なものを取り除いたアルコール部分が清酒**になるわけです。

日本酒の薬膳的効能は、於血、陽虚、気滞、水毒。五性は温、熱。五味は辛、甘、苦。帰径は心、肝、肺、胃。さまざまな料理に適量を加えることで、手足の冷え、関節の痛みを改善することができます。また、冷えによる胃腸障害や風邪のひき始めにも有効的。昔ならではの卵酒は、薬膳そのもの。

私は、醸造アルコールを使用していない、麴と米のみの古酒製造の純米酒を使用しています。純米酒に少々ハチミツ、またはメイプルシロップを加えて煮切って即席みりんにすると、素材を引き立てツヤ、コクが増すのです。

野菜や果物などの酵素を熟成させるには、器や保存瓶などの中に入れてそこへ酵母菌となるショ糖の塊ハチミツや乳酸発酵したヨーグルトを加えたりします。すると瓶に入った酵母は、アルコール発酵をする代わりに、**野菜や果物を、脂質・アミノ酸・ビタミンなどの栄養素に分解**し始めます。ハチミツ、ヨーグルトも野菜、果物と合わさることで分解されて、また酵母のエサになって増殖したりします。

酵母にはアミノ酸やビタミンB群、ミネラル、食物繊維、核酸などの栄養素がたっぷり含まれていて、酵素を作り出します。これが酵素水。互いの素材の良しあしにより角が取れて、まあるく甘く溶け出します。成熟した人間の集合体のようです。

互いが引き出しきったら溶けてカスのみ沈殿。ジュースとしてガス入りのミネラルウォーターで割って飲んだり、酸味の強い果物と一緒にミキサーにかけてスムージーにしたりします。

サプリメントのような既製品のものよりもフレッシュで、料理でサラダや和《あ》え物に使っても美味しい。カレー料理の隠し味に入れると、本格的な味に変化します。

もうひとつ忘れてはならない酵素の多い食材、納豆。「納豆食うひと、色白美人」と秋田では言い伝えられていると友人が言っていました。納豆中のビタミンB_2は肌や粘膜を守る働きがあり、納豆を食べ続けると肌が白く滑らかになります。納豆に含まれている各種の栄養素のうち**ビタミンB_{12}には、特に女性に多い貧血を防止する作用**があります。

それ以外にもトリプシンインヒビターという消化酵素が含まれ、脂肪の多い肉や魚の消化を助け、胃腸の調子を整える働きもあります。ジアスターゼの多い大根おろしを薬味に使えば、効果はいっそうアップするそうです。

我が家の冷蔵庫には、納豆は欠かさず入っていて、トマトと混ぜて食べたり、カルシウム豊富なシラス、ちりめんとよく混ぜて、夜小腹が空いた際にいただいています。

122ページのレシピ「納豆エスニック炒めそうめん」は、一人暮らしの方でも簡単に作れるのでおすすめです。

納豆を夕食に食べるのは、おすすめです。納豆にはナットウキナーゼという固まった血液を溶かす酵素が含まれており、夕食に食べると寝ている間に血液の固まりを溶かしてくれるのです。

寝ている間に**血液もクレンジングしてくれる働きをする酵素**は、マストアイテムです。ただし、ほどほどの摂取を。一日の適量は50グラムくらいだといわれています。

クミンの香りでアジアンテイスト

納豆エスニック炒めそうめん

用意するもの（２人分）

☑納豆１パック（小粒45ｇ）
☑そうめん２束分（ゆでる）
☑クミン小さじ½
☑梅干１個（刻む）
☑ゴマ油大さじ１
☑ニンニク１かけ
☑醬油小さじ１
＊好みで小ねぎを刻んだもの少々

作り方

❶ フライパンにゴマ油を入れてニンニクを香りが出るまで炒めたら、梅干、クミンを入れてさらに炒める。

❷ ❶に納豆を入れてさっと火を通し、そうめんを入れてよく混ぜながら弱火で炒める。

❸ ❷の火加減を中火にして醬油を回しかけ、混ぜ合わせ、器に盛り付ける。好みで小ねぎを散らして出来上がり。

砂糖、塩、油。調味料こそ良いものを使いましょう

甘いものは摂りすぎると太っちゃうなー……程度に思っていませんか？

甘いものの代表、白砂糖は知っているようで、知らないことが多い食品です。白砂糖はアリが寄る、虫がたかるばかりではなく、多少ならずとも、体に害があらわれやすい調味料なのです。

砂糖といっても黒砂糖、キビ砂糖、甜菜糖……などいろいろありますが、その中でも**白砂糖は体によくない**と、最近は知られるようになりました。

誰もが料理やお菓子作りに使っている、あの普通の砂糖が……実は問題児なのです。

ちなみに「上白糖」と「白砂糖」は同じものです。砂糖の原料ビートの生産地の代表の十勝に住んでいた際、その栽培現場の農薬散布も見ています……製糖工場も、我

が家のすぐ近所にありました。その煙はモクモクしていてまるで化学精製の工場の煙。夜はその弊害で、とても空気が乾燥していました。

白砂糖を摂りすぎるとできるシミは、耳の前や頬の上辺りに出てきます。顔のその辺りにシミがある人……結構見かけますよね。女性に多いです。十分に食に気をつけている私ですら、右の耳よりの頬上に小さいものがあります。白砂糖を摂りすぎるとリポフスチンという物質が分泌されます。これは**メラニンよりも強い物質で、紫外線を浴びやすい顔面にシミや黒ずみとして現れる**のです。

白砂糖を摂りすぎることで有害細菌が増えます。それを抑制するために、白血球がいつもよりもエッサホイサと働きます。それによって免疫系が乱れ、真菌性《しんきんせい》の皮膚疾患やアトピー性皮膚炎、ニキビが悪化することがあります。

白砂糖は血糖値を急激にグーンと上げるので一時的にハイな気分になったり元気が出たり、疲れが取れた気がします。疲労回復に甘いものを……という発想はここからきています。

しかし問題なのはその後です。急激に上がってしまった血糖値を膵臓が早く下げようとフル稼動して、インスリンをたくさん分泌します。その後一気に血糖値が下がると内臓疲労してしまい、**集中力が途切れたり、やる気がなくなったり、イライラしてキレやすくなったりする**のです。

白砂糖は、腸の汚れが原因といわれる大腸ガンの要因にもなっているとされています。だし醤油、みりん風調味料、顆粒だし、化学調味料だし入り味噌、アジ塩、すべてにその原料が入っていて、甘いスイーツや飲み物で摂らなくても、知らず知らずのうちに、摂取量をはるかにオーバーしてしまうのが今の時代。

だからこそ、自分で料理する際は、手作りのフルーツ酵素水、メイプルシロップ、ハチミツで糖コントロールをしたいもの。シミ対策にも、欠かせない自然の甘いものなのです。

また、塩もできるだけ自然塩を使いたいですね。自然塩は本来自然エネルギーのたまもの。「陽のエネルギー」を持っているため、薬害や放射能被ばくといった「陰のエネルギー」を取り込んだ体には、強いプラス効果があるともいわれています。

食べすぎや、消化不良で食べ物が胃の中に溜まることで起こる、吐き気や、お腹のハリを改善。体にこもった熱を冷やして、また、ねばついた痰《たん》を溶かす作用もあります。

体の機能を正常に保つには、塩は欠かせません。砂糖同様、精製塩（99・99パーセント塩化ナトリウム）は胃、腎臓、大腸、小腸で多量に吸収されて体に弊害が出やすくなります。高血圧や心臓病のもとなどといわれています。

自然塩の岩塩には、塩化ナトリウム以外の成分が3～20パーセント。つまり、ミネラル分がたくさん含まれています。私は、普段から**アンデスの赤い岩塩や、五島列島の岩塩**を使っています。ただし、日本製の自然塩は安全なレベルですが、海外製の自然塩・岩塩は本当に安全か疑問がある場合も。しっかり表示をチェックして選ぶとよいでしょう。

次に、油の選び方です。

油は、基本的な調味料の中で特に重要と私は捉えています。

通常、スーパーでよく特売品として売られているサラダ油、キャノーラ油、米油、菜種油、コーン油、綿実油、ゴマ油に至るまでの油の精油工程の事実は、調理デモンストレーションの仕事をしているときに、体験して知りました。展示会の会場で依頼先から、支給された特売品のキャノーラ油を使って、一日中揚げ物機能の素晴らしさをPRするために200度で揚げ菓子を揚げ続けた日のことでした。午前中は、なんだか、顔全体がむず痒《がゆ》い程度だったのですが、夕方、お手洗いで自分の顔を見たとき、あまりにも朝と違うその顔に愕然としました。

顔中が、ほてり、真っ赤になり、**顔全体に細かい湿疹ができていた**のです。翌日、皮膚科に駆け込み、検査すると、油に含まれているシュウ酸という成分と、ノルマルヘキサンという石油溶解剤によるアレルギー湿疹だと説明を受けました。

通常買いやすい値段で売っている油は、製油工程で素材を乾燥させて、すりつぶして出る若干の油を抽出した後、200度以上の高温にかけて、何度もノルマルヘキサンとシュウ酸を注ぎ足して、冷やして酸化防止剤を入れて食用油にするとのことでした。最後にパッケージ詰めされるときは、高温で処理したために、原材料のビタミン、風味、ミネラルはほとんど失われています。それどころかかえって原料の脂肪酸が、トランス脂肪酸に変化して、動脈硬化や、心臓病、大腸の腸壁で酸化腐敗して大腸ガンや、潰瘍性《かいようせい》大腸炎、皮膚病のひとつ脂漏性湿疹にもなるそうです。

そういった油は冷蔵庫に入れておいても濁ったり、固まったりはしません。ノルマルヘキサンが、油を固まらないようにしているのです。卵と油が主原料のマヨネーズもそうなのです。昔から大切に製油されている製法の油はたしかに冷蔵庫で保存すると固まってしまい、使うまで大変。けれど本来の風味がとても素晴らしいです。

私の皮膚は完治するまで、3カ月以上かかりました。高温で揚げ物をしていたので、皮膚の毛穴からそれらのアレルギー成分が吸収され、炎症も起こっていました。それ以降は、調理イベントの仕事の際は、玉締め圧搾《あっさく》製法で製油されたものや、低温圧搾製法（コールドプレス法）という製法の油を多少価格が高くても自腹で購入して使用していました。素材の香りが十分に感じられる油で揚げたお菓子は好評で、クッキングヒーターの売れ行きに一役買ってくれたのです。けがの功名でした。

玉締め圧搾製法は、**菜種やごまなどの原材料をまず天日干しして、薪などで焙煎し、その後粉砕**します。そして蒸し煮にして休ませ常温においてから、石臼《いしうす》でゆっくりと圧搾製油していきます。

材料本来の栄養素も失われず、もちろん香りも芳醇《ほうじゅん》。料理教室では、この製法のゴマ油、菜種油を使用しているので旨さがバツグンです。生徒さんたちは、通常スーパーなどで売られているゴマ風油はほとんど使用しなくなったそうです。

オリーブオイルや、フラックスシードオイル、グレープシードオイル、綿実油はコールドプレス製法（低温圧搾法）にこだわって使っています。ゆっくりと時間をかけて圧力をかけすりつぶす方法です。摩擦熱の発生を抑えることができます。

私が選んで使用するものは、摩擦熱が35～43度の幅で圧搾されたもの。グレープシードやアボカドオイル、オリーブオイルなど、果実や種子の成分を壊さず栄養素を取り出すには採油効率が悪くて、しぼりかすにオイル分も残留して少しもったいない気もしますが、その**しぼりたてのコールドプレス圧搾されたオイル**は、野菜ジュースやフルーツジュースを連想させるフレッシュな口当たりがあります。

インドの民間療法アーユルベーダで使うオリーブやゴマの油は、内服でもハップでも体にスムーズに浸透していきます。それは、化学処理を一切施していない自然のままの油だからなのです。

本来の原材料に負荷をかけない製法で出来上がった油を使用すると、唾液分泌の弊害も起きないため**舌が敏感に旨さを感じ取ってくれる**ようにもなります。ぜひともお子さんのいるお宅や、腸疾患の方には使ってほしいものです。

第4章

心も体も再生する薬膳ライフ講座

薬膳が教えてくれる、体にやさしい睡眠のとり方

休日になると、平日よりもだら〜んと2時間以上睡眠をとっていませんか？眠くて仕方がないという場合は、ずばり、慢性的な睡眠不足です。一般的には睡眠時間は6〜8時間確保するのが理想といわれていますが、人の顔や声などのように、体質や、ライフスタイルによってさまざまでしょう。

6時間以下という方も多い時代です。人は、**寝ついてから最初の3時間で成長ホルモンが分泌され、疲労回復が図れる**ので深いノンレム睡眠さえとればいい、4時間眠れば十分というナポレオン的な考え方もありますが、それは間違いだと思います。

そのような睡眠のとり方をしている方の特徴は、女性ですと水毒（むくみ）、体のだるさや偏頭痛、胃もたれなどの気虚体質だったり、肌荒れや、クスミ、乾燥で爪が

割れやすかったり、髪がパサつく状態。体つきは薄い方たちが多いです。男性ですと、体臭がきつく油っぽい食事を好む、タバコや飲酒の量が増えている方、肥満に偏っている人が多いようです。

最初の3時間のノンレム睡眠で疲労回復して、次の3時間くらいで夢を見てレム睡眠状態の中でリラックスして体が緩み、栄養素の代謝・循環がされて、脳に栄養素が回ることで記憶の整理や固定が行なわれ、脳も緩み休みます。睡眠には肉体だけでなく、脳を休ませる大事な働きもあるのです。

睡眠時間が短いと昼間のパフォーマンスが落ち、仕事が終わらず家事もままならずにさらに睡眠時間短縮、という悪循環の方もいるでしょう。仕事のことが気になって、寝つけないこともあるでしょう。

四十代以上の女性の方は、ドキドキと動悸がして、ほてり、寝汗が出やすくなります。そんなときは脳が興奮して熱くなっているので、**ミントの香りの精油かラベンダーの香りの純度の高い精油**をこめかみにすり込んで休むといいようです（精油は必ず希釈じて使用して下さい。また、精油によっては、妊産婦、乳幼児、アレルギー、ホルモンに作用する場合がありますのでご注意ください)。

睡眠不足の方は、血が不足して体が栄養素不足になっている血虚体質であることがほとんど。血虚は、体のさまざまな部位に栄養を行き渡らせる血が不足した体質。集中力の低下や不安感が増え、精神的にも不安定になりやすくなります。女性は、生理があるため、男性よりも血虚になりやすいので、睡眠不足と重なると精神疾患にも……十分注意が必要です。

そうはいっても、連続睡眠は6時間とれるかとれないか、という方へのアドバイスです。夜の食生活は眠る2時間前までに終えること。夜の食事には、**白ごま・黒ごま・黒豆・大豆・あずきなどの雑穀類を食べる**こと。枝豆もおすすめです。いわし・豚肉・いかなどビタミンB群が豊富な良質なタンパク質が疲労回復には必要。野菜は、長芋、レンコン、ごぼうなどがおすすめ。牛乳を温めて使用することもいいですね。次ページに簡単なスープを紹介します。また、いかをワタまで丁寧にいただくために特製調味料も紹介します。この調味料はドレッシングとしてサラダにもおすすめですし、チャーハンに使っても美味しいです。いかのタウリンをたっぷりとれる優れもののレシピです。

いかの疲労回復安眠スープ

用意するもの（4人分）

☑ いか1杯（身は皮をむいてザク切りにする。足は細かく刻む）
☑ ゴマ油大さじ1
☑ 塩小さじ2
☑ 長芋6センチ（皮をむいて細かい角切り）
☑ 戻した大豆⅓カップ
☑ すり白ごま大さじ3
☑ 酒⅓カップ
☑ 牛乳4カップ

作り方

❶ ゴマ油でじっくり塩うちしながら弱火で炒めた長芋に、戻した大豆を入れて播る。白ごまを加えてさらに塩うちしながら炒めて、長芋が崩れてきたら、いかを入れる。

❷ 強火にして、酒を回し入れて水分を飛ばし、牛乳を入れ蓋をして弱火で10分ほど煮たら、美味しいスープの出来上がり。

疲労回復！　旨みバツグン

いかのナンプラー風調味料

用意するもの（4人分）

☑いかの内臓1杯分（薄皮、墨は取り除き細かくたたいておく）

☑乾燥麹大さじ1（お湯大さじ1を合わせて30分ほどおいて指で押してつぶれるくらいに戻す。そしてペースト状にすりつぶしておく）

☑唐辛子1本　☑サフラン少々　☑酒½カップ　☑醤油½カップ

作り方

小さい密閉容器に、下ごしらえしたいかの内臓、ペースト状にした麹、唐辛子、酒、醤油を入れてしっかり蓋をしてよく振る。

20度の部屋で5日おく。上澄み液はイカ醤（ナンプラー風調味料）、料理の旨み調味料として幅広く使えます。

いかの薬膳的効能

【体質】血虚、陰虚、気滞、於血　【五性】微温

【五味】鹹　【帰径】脾、肝、腎

現代は、ストレス社会。多忙な方は、血が少ないため血の色が薄く血行不良で、顔色が悪く疲れやすい方は肝臓や脾臓も疲労しています。そして肌がくすみ、乾燥して、貧血や婦人科疾患が重くなる方もしばしば。血行不良からくる血液の滞りがひどくなると、動脈硬化などの心配もあります。いかは疲労回復効果バツグンのタウリンが豊富で、漢方薬では、烏賊骨といわれ、体の内分泌のバランスを整え、胃腸の働きを整える薬として処方されています。いかのタウリンは熱に弱いので、生で発酵調味料にするといいでしょう。

お風呂で体をほぐし、すーっと深い眠りに入りましょう

人間は夕方からは、体温が上昇しますので、代謝が悪い方でも少しは代謝率が上がります。仕事の帰り道は一駅歩いてみるとか、主婦の方ですと、**晩ごはんの支度前に20分ほど拭き掃除などをして、筋肉を動かす意識を持つ**といいでしょう。わざわざ、ウォーキングやマラソンなどする必要もなく、日中こり固まった筋肉が使え、目に見えて綺麗になるので、リフレッシュ効果、達成感も高いのです。

私は、朝掃除機をかけて、夕方拭き掃除を実践してから、体脂肪率がさらに下がり、この年齢で15~16パーセントです。朝だけの掃除の場合は17パーセントでした。20分ほどの掃除を持続すれば、1パーセントも代謝が上がるとは、嬉しいです。

そして食事を終えたら、照明をワントーン落としてリラックスできる白熱灯、キャンドルを灯《とも》すなどして空間を自ら演出する。旬の果物の皮と手持ちのハーブティーを

ゆっくり煮立てて、香りを楽しみながらいただくことも良い方法です。昼間、食べすぎた場合は、夕食後白湯をひたすら飲むこともあります。お酒はほどほどに。

ＰＣ、スマートフォンなどは入浴30分前、睡眠前ですと2時間前には電源を落とすか、おやすみモードにしましょう。

入浴は、時間を決めておいて、寝る1時間前には入るようにしています。まず白湯を1杯飲んで、お腹の芯を温めます。38～40度のお風呂にじっくり20分はつかりたいもの。とはいっても体が冷え切っている場合、温まりづらく、また、忙しいと20分も湯船に入っていられないと思います。

私の時短入浴は、40度にお湯張りをしている間から始めます。

くるぶしくらいまでお湯が張れたら、洗い場で、髪を頭皮マッサージをする意識で1分ほど、**ゆっくりブラッシングして髪のほこりを取り除き、うなじから頭皮の血行を促進**します。生え際から頭のてっぺんももちろん方向を変えながらそっとブラッシング。そしてシャワーキャップをして、温かいシャワーを体全体にかけ、予洗い。

メイクをしていたら、ポイントメイクは事前に落としておいて、クレンジングクリームを顔に5点盛りして、湯船に入ります。立ったまま（足浴状態）そっとクルクルクレンジング。事前に用意しておいた蒸しタオル2本で押さえるように、やさしくふき取ります。

ここまでで、全身浴できるくらいお湯が張られているので、浴室の電気を暗くして、ゆっくりかがんで、あごが軽くお湯につくまで全身をお湯の中にゆだねて力を抜きます。

クリオネ気分で、**水圧を使ってユラユラ体をほぐす感じ**です。人間は誕生前、お母さんの羊水という湯船状態でのユラユラ成長過程で変化して、赤ちゃんとして誕生しているわけです。そんな気分を意識しながら、体を動かして10分くらいすると、じわーっと汗が出てきます。

先ほどのクレンジング時の足浴がだいたい5分くらい。合わせると15分弱です。しかも、クリオネ気分でユラユラ体を動かしているので、じっくり20～30分ほど入ったくらいの汗。頭皮からもしっかり出てきます。

その後、さっと髪、体を洗って湯船でユラッとして上がります。ユラユラ体をほぐしているので、首や、腰のコリもその日のうちに取り除けます。顔、頭皮の汚れも洗い流していますので、湯上がりのケアはシンプル。長時間、湯船につかっていないので、湯上がり後の急激な汗や、ほてりや、乾燥も感じません。熱いお風呂、ぬるめのお風呂にかかわらず、**長時間入浴していると、乾燥と湯上がり後の湯冷めを感じる**と実感してからは、この方法にたどり着きました。

寝る前には、くにゃくにゃに体が緩み、ベッドに入るとすーっと深い睡眠に入れます。睡眠時間は、ほとんど5時間半くらい。6時間を切ることがほとんどですが、健やかに肌本来の透明感も復活してきました。

風邪をひいたときはどうするの？ほとんど薬に頼りません

テレビのＣＭでは風邪かなぁ〜と思ったら……とよく流れていますね。皆さんもよく、風邪のひき始めかなぁというときに薬を飲んでいますか？

実は、現代の医学では「風邪のウイルスに直接効く薬はない」といわれています。開発したらノーベル賞ものだ、とも。

ですから、病院に行っても、一般的な総合感冒薬と胃薬、解熱剤、時にうがい薬、トローチの処方がほとんど。

それでしたら、もし風邪をひいてしまったら、まずは**体を休め、風邪のウイルスに打ち勝つ治癒力と免疫力を高める**ことが肝心です。

一般的な風邪であれば、数日で症状が治まることが多いので、とにかく安静にし、栄養補給と水分補給を心がけましょう。風邪は感染するので、身近な人にうつさないように注意してください。

風邪にとって、睡眠は何よりの薬です。安静にして体力を温存しましょう。体を冷やすと免疫機能も低下します。部屋は、温度を20〜25度くらいに保ち、保温を心がけ足元もソックスを重ねてはきます。ウイルスを活性化させないためにも、加湿器などで保湿。温室並みに湿度60パーセントから65パーセントにしてマメにチェック。

寝る前には、お風呂にたっぷりお湯はりして、白湯を飲み、ハチミツをひとなめして蒸気たっぷりにした状態で入浴。深い呼吸をして、喉や気管にたっぷり潤いを与えるようにします。食事は、元気の源。うなぎ、レバー、にんじん、トマト、モロヘイヤ、小松菜、バナナ、アサリなど。ビタミンA群を多めに摂るようにしています。調理はほとんどせず、煮るだけ、焼くだけ、蒸すだけのダケ料理。

私は喉が痛いときは、**プロポリス入りのぴりっとした飴**をなめます。

咳がひどい場合は、体力を消耗して不眠につながり、長引く恐れがあるので、病院に行って咳止めをもらいます。それが、回復を早めることにつながります。

受ける？　受けない？
インフルエンザなど予防接種をどう考える？

実は私たちが受ける予防接種は、予防接種法に基づき実施される「定期接種」および「臨時接種」と、予防接種法に基づかない「任意接種」（予防に重点。本人に努力義務はなく、国は接種を積極的に勧奨していない）に分けられます。

インフルエンザの予防接種は任意ですよね。それぞれの自己判断で接種してくださいというもの。人によっては、**インフルエンザの予防接種は宣伝されているような効果はありません**し、接種しておけば重症化が防げるとはいえないという見方もあります。

インフルエンザウイルスの増殖をワクチンで抑えられないのに、インフルエンザの重症化をどうして抑えることができるのでしょうか。

予防接種をしなかった高崎市と予防接種をした周辺の都市との生徒の罹患率《りかんりつ》／欠席

日数などを比較したところ、差がほとんどなかったというデータから、接種が中止されたという話を聞いたことがあります。予防接種が中止されたあとの年度に、インフルエンザ発症率がより高くなったといったデータも特にないそうです。

インフルエンザ予防に有効なベスト3のビタミンを、気温が下がり始めて空気が乾燥し始める季節の変わり目に徹底して食べ物で摂取するしかありません。ビタミンD、ビタミンC、ビタミンBです。そのうち意識して、インフルエンザの多い冬の間に、**一日当たり5000IU程度のビタミンD**を摂っていれば、かなりの対策となりうるといえるでしょう。

あんこうの肝・鮭・にしん・さんま・うなぎ・かれい・サバ・いわし丸干し・すずき・ぼら・かじきマグロ・かわはぎ・いかなご・マグロ・かつお・さわら・きくらげ・卵黄・干ししいたけ・まいたけなどです。

私の場合はというと、毎年ワクチン接種も受けています。もちろん、ビタミンD豊富な食材も多く摂るようにしています。また20分ほどの日光浴も、なるべく散歩をかねて続けています。そして、ワクチン接種後、一週間は特に水分摂取を多めにして利尿作用を高めて、不必要な成分は体自身に判断してもらっています。

去年は、インフルエンザにかかりませんでしたが……大多忙時期でさすがに、睡眠時間がとれず、食事も忘年会時期の外食が増えた年末……ノロウイルスにかかりました。

いくら、普段の食生活で十分気をつけていてもかかるときはかかるのです。そんなときは、自己免疫系を整えるチャンスなので、次ページのレシピを参考に、**薬膳的ライフを強化する料理**を試してください。

インフルエンザも怖くない！ 免疫力UP

かつおと八角の蒲焼風

用意するもの（2人分）

☑ かつお（刺身用）1柵
☑ 塩少々、八角1個（細かく粉砕しておく）
☑ 葛粉（粉状にしたもの）大さじ1
☑ 菜種油大さじ1
☑ A（醤油大さじ2、甘酒大さじ3、しょうがすりおろし小さじ1）
かんずり小さじ1
＊付け合わせ　ニンニクチップ、小ねぎみじん切り少々、まいたけ素焼き1/3株（一口大に切る）

作り方

❶ かつおの皮を金串で数か所刺して、塩、八角をふり葛粉をまぶす。

❷ フライパンに菜種油を入れて中火にする。❶を焼き目がつくまで火を入れていったん取り出す。

❸ Aの材料を混ぜ、❷のフライパンに入れて中火で焦がさないように煮詰める。ふつふつしてきたら、かつおを戻して手早く絡める。

❹ ❸を厚めに切ってかんずりを添え、付け合わせを盛り付け出来上がり。

体と健康の基本。水は何を飲むべきか？

ミネラルウォーターと呼ばれる水とは、一体どんな水だと思いますか？

「ミネラル成分が入っている」「体に良い水」「天然水」など。本来は、水もまさに地産地消。その土地で生活する人間は、**体にスムーズに水分を浸透させる水はけの良い体作り**の一環として、その土地の山間部から湧き出る水を大切に飲んで生活してきました。

しかし、都心部での水を取り巻く事情は、過酷です。最近では、ウォーターサーバーを設置している家庭も多く、水は買う時代に。

一番身近な水道水はカルキ臭がして美味しくない。安全だと思われていたペットボトルの水から発ガン性物質が検出されたなど、水に対する不安感がはびこっているのが現状のようです。

農林水産省の「ミネラルウォーター類の品質表示ガイドライン」によって、ミネラルウォーターは4種類に分類されていますが、この中で自然水や天然水と呼べるのは、「ナチュラルウォーター」と「ナチュラルミネラルウォーター」のみ。自然の美味しさを残すために、**ろ過、沈殿、加熱処理などの最小限の処理方法で品質を管理する**ため、手間と技術と経験、高額な設備投資が必要になります。

単に「ミネラルウォーター」と表記される水は、複数の原水を混ぜ、ミネラル分の添加、オゾン殺菌、紫外線殺菌など、品質管理に比較的手間のかからない処理を施すものを指します。さらに手軽に作られるのが、飲用できる水を原水とし、食品衛生法に基づく殺菌処理で構わない「ボトルドウォーター」です。

5年半生活してきた北海道の十勝地区は、雄大な自然と十勝平野を取り巻く日高山脈から湧き出た水に恵まれていました。この豊かな水源が、ミネラルを豊富に含んだ黒土が特徴の土壌作りにも大切な役割を果たしています。十勝産根菜、小麦、あずきなど豆類の作物の評価が全国的にも高いことはとてもうなずけますよね。

十勝芽室町の私の自宅スタジオは、蛇口をひねれば不純物や浄化塩素が微量で美味しい、いわばナチュラルミネラルウォーターが出ました。

しかし……東京に引っ越しをしてきてからは……マンションの浄水した水は犬も飲まず、同じくマンションの浄水の水で洗った野菜も食べません。元々、東京人の夫も、「飯がまずいので、ウォーターサーバーを設置したら？」という始末。都心部に住まわれている方の現状を、身をもって実感しました。

現在販売されていて手に入る**ミネラル及び、ナチュラルミネラルウォーターは500銘柄以上**になります。味で選ぶ人もいれば、飲みやすさで選ぶ人、ある成分を摂るために飲む人とさまざまです。

身に着けるもの同様、好みがあるのは当然、私はそれでいいと思います。とても飲みやすい水から、クセがありどうしても飲みにくいと思う水まであり、自分に合ったミネラルウォーターを見つけるのは結構大変。

ミネラルウォーターの味は、水に含まれるミネラルの成分と量によって変わってきます。実は、ミネラルの量と飲みやすさは反比例します。ミネラル成分が多くなればそれだけ、日本人には飲みにくい水となります。

ＭＹナチュラルミネラルウォーターを探すときには、美味しいと感じない水を無理して飲み続けるのは苦痛になります。

まずはミネラルが適度に含まれている水から飲み、徐々に硬度を上げて添加されていない水を飲み比べることをおすすめします。

私の場合、せっかく近所の展望台に上がれば世界遺産の富士山を拝める環境に引越してきたので、富士山系の銘水を常飲したいと思いました。値段、味、料理、そして家族の飲んだときの舌の感想を参考に吟味しようと、利き酒ならぬ、利き水を家族でして、今の水を選びました。

そこで選ぶ際ポイントにしたことは、亜鉛に近いミネラルの要素がある水にすること。都会では知らず知らずにストレスを肌で感じてしまい、体内のミネラルの中でも亜鉛が激減してしまいがちです。また亜鉛は、**人間の体では作り出すことができないミネラルのひとつ**です。その成分に近いバナジウムも、同じく作り出すことができないミネラル。アサリ、ひじきに多く含まれています。

数百年かけて**じっくり富士山によって澄まされる天然水には、バナジウムが豊富**です。

そういえば、その水が昔から湧き流れ、海にたどり着く関東地方の殻付きアサリは、北海道のものよりも味が濃いことでも有名です。ひとつの選び方として、参考にしていただけると嬉しいです。

体内ゴルゴ13！NK細胞を活性化させましょう

皆さんそれぞれの体には、ゴルゴ13が潜んでいるんです、とよく講座で話します。びっくりされた方が、身を乗り出して話を聞く姿勢になると……しめしめ、生徒さんの体のゴルゴ13が動き出したと密かに喜んでいます。そのゴルゴ13とは……。

ナチュラル・キラー（natural killer; NK）細胞のことです。

文字どおり生まれつきの殺し屋で、全身をパトロールしながら、**ガン細胞やウイルス感染細胞などを見つけ次第攻撃するリンパ球**のこと。体の防衛機構である、自身の自然免疫に重要な役割を担うと考えられています。

このNK細胞を増やし活性化するには、どんな方法があるのか？

まず食材ですと、まいたけのβ-グルカン、しいたけ・昆布・ふのり・青さのりのフコダイン、プロポリス、ハチミツ、ブロッコリーなど。

その中でも、ブロッコリーの薬膳的効能は、気滞、気虚。五性は平性。五味は甘。帰経は肝、脾、胃、大腸。

「冷やさないが（平）熱を取り（瀉）、余分なエネルギーを排出し（燥）、水分を溜め込まず（降）、気分を発散させる（散）」のが主な働きです。水分や**余分なエネルギーを発散させ、なおかつカロリー自体も低いブロッコリー**は、胃腸を丈夫にして、虚弱体質を改善、老化予防、肌荒れ改善にも効果が高く、抗酸化作用、免疫力アップに役立つ食材です。

外食などで、普段食べない食事を摂った次の日は、ブロッコリーをおやつ代わりに蒸して食べます。青（緑）は、薬膳でも肝に作用するとされていて、肝は堪忍袋の肝とイコールといわれています。次ページのレシピのように、チーズと一緒に食べるのもおすすめです。

精神安定に効果があるともされて、イライラしたとき、その怒りを鎮める効果があります。

ブルーな日はブルーな野菜で気分を和らげる、それが陰陽五行説の五色の理論のひ

NK細胞を活性化！

ブロッコリーのピリッとチーズ焼き

用意するもの（2人分）

☑ブロッコリー½株（小さな一口大に切る）

☑パルミジャーノ・レッジャーノチーズ½カップ（すりおろす）

☑七味唐辛子小さじ½

☑塩少々

☑菜種油大さじ1

＊好みで食用菊をばらしたもの少々

作り方

❶ブロッコリーはボウルに水を張り、塩を入れて15分ほどおいて虫だしをしておく。

❷オーブンを220度に予熱して耐熱皿に❶をのせ、パルミジャーノ・レッジャーノチーズ、七味唐辛子をふり、10分焼く。

❸❷を器に盛り付け、菜種油をふり、好みで菊の花を散らして出来上がり。

とつ。

NK細胞を活性化させるためには蒸し時間が肝心。よく水洗いして、虫だしを15分ほど塩水でする。厚手の鍋にコップ1杯ほどの水を入れて、虫だしずみのブロッコリーを入れて蓋をして中火にかけ沸騰させると、香りが上がってきます。一度蓋を開けて全体をかき混ぜてからまた蓋をして、2分おき火を止める。この茹で時間が、ビタミン流失を食い止めるベストな時間です。

また、自分自身でゴルゴ13を発生させ、免疫力を高めて、ウイルスやガン、アレルギー、アトピーに打ち勝つ方法があります。深い呼吸（鼻呼吸）を心がけて体全体に酸素と血液を正常にめぐらせること、体温を下げないで体を冷やさないように心がけること、そして、**好きな趣味、家事、仕事に時間を決めて没頭する**こと。私は、何でも徹底的にずっと没頭しすぎの傾向があるので、タイマーを使って3時間没頭したら1時間半休みを入れるようにしています。

そして、好きなことに時間を有効的に使うと、自然な笑いが発生します。

笑いには、NK細胞を増やし活性化させる効果があることがわかっているのです。

笑うと、リンパ球のＮＫ細胞が増えるという研究があるそうです。
作り笑いでもいいそう……。
どんな**つらいことがあっても、笑ったほうがいい**ということです。
まさに、笑う門には福来る。

長寿遺伝子を働かせるには？
腹八分目・六分目どっち？

昔から日本では「腹八分に医者要らず」「腹六分に老い知らず」といわれてきました。

１００歳まで元気に過ごされている方のほとんどは、満腹まで食べないそうです。そして、歯の欠損を補修して**義歯治療されて、しっかり噛んで咀嚼《そしゃく》している方が多い**とのことです。しっかり噛んで、唾液分泌を口内で感じてから、粉砕している方ほど長寿でしょう。

腹八分目は満腹よりも医者知らずですが、長寿遺伝子を発見したレオナルド・ガレンテ教授は、摂取カロリーが腹七分目、腹六分目のときが最も活発、本当に健康長寿をもたらすのは「腹七分目」であると訴えています。

腹七分目くらいで、よく咀嚼することはもちろん、ひとりで寂しくサッと食事を摂るよりも、家族や友人とおしゃべりしながら、**一口ごとに箸を置き、楽しく食事をするほうが**、消化を促進するということが医学的に確かめられています。

20分以上かけてゆっくりと食事をし、よく嚙み唾液を出すことも大事。年とともに減る唾液の分泌量が増え、脳に刺激を与えて認知症防止につながり、口内環境も衛生的になって気管支疾患を予防する習慣にもなります。

適正体重は、自分の体が決める。リバウンドしないダイエットのコツ

今の時代、健康雑誌をはじめ、女性誌・男性誌には、美食とダイエットの背中合わせのような記事が氾らん。皆さんも、一度はきっと試したことがあると思います。

私も人知れず、**日々ダイエットを意識した食生活を過ごした若き日**があります。そして油断すると、プラスマイナス2、3キロを行ったり来たり。いわゆるリバウンドなのです。

通称ポッチャリ系の方も、急激にいろんなダイエット法を試し、呼吸法を試し、急に風船がしぼむように痩せ、また忘年会、新年会の時期にパンパンの風船状態。リバウンドが、習慣化、ルーティン化されてしまっているのです。

脳が、太った緩みの栄養素「悪玉系」を欲してしまうため、空腹ホルモンのグレリンというものを多量に分泌するからだそうです。

二の腕、生脚、ウエストくっきりの薄着になるシーズンに合わせてダイエットに没頭しているときは、意識して食べ物全体を減らして、神経をすり減らして噛むことに必死になった結果、**無理やり満腹ホルモンのレプチンを出してダイエットを一時的に成功**させています。無理やりの成功なので……疲れてしまいますよね。

若いうちは若さでなんとか外見的美も微妙に保ってはいるが、徐々に微減してしまい……体の不調を抱えガンや更年期障害、アトピー、うつになってしまう方もおられます。

その人の顔が違うように、声が違うように、肌質、髪質が違うように、一般的にいわれている標準体重とその人自身の適正体重は違うと思うのです。皆さんの中で常に動いている内臓は、大量生産で作られていますか？ 血液の量、色、形はすべての人皆同じでしょうか？ 私たちはサイボーグですか？ いえ、違います。微妙に違うはずです。

情報ではなく、自分自身の体（内臓、血液、脂肪、水分、脳、必要な栄養素、運動）に直接決めてもらったらいいと思うのです。そのために、内臓脂肪の落とし方として効果的な方法は、まずは、本人の生活習慣をチェックすることから始めるのがポイントです。

普段から、食べすぎや運動不足といった生活習慣を持っている場合は、いくら脂肪燃焼に優れたサプリメント（アミノ酸系）を摂ったとしても、あまり効果が期待できません。良い栄養素を摂っても、それとは反対の作用があるためにその効果が相殺《そうさい》されてしまいます。

逆に食事などの生活習慣を正しい方向に戻した上で、**脂肪燃焼サプリメントではなく食を習慣化させる**と相乗効果を生みます。賢い太らない適正体重だと体が判断する働きを、習慣化させることが肝心です。

まず、食べる順番の習慣化。野菜、フルーツ、汁物、タンパク質、そしてごはんの順番。この食べ方を私は最低限守っています。

ダイエットやバランスの悪い肉の付き方でお腹ぽっこり、太ももパンパン、足首はどこにいったの……のむくみ脚や、痩せているのに二重あごでフェイシャルマッサージに通う方には、この状態を改善すべく、さらに習慣化させるためのポイントは次の

3点です。

▼夜はなるべく糖質OFFでカルシウムON

炭水化物、糖質の多い根菜、スイーツ、フルーツはNG。夜食べると体が冷えやすい生野菜もNG。お酒は1杯程度。私の場合は黒ビールか、日本酒です。

夜、炭水化物を抜くと、炭水化物大好きな体質の方は睡眠の質が下がりやすいので、**ホットミルク、ヨーグルト、チーズ、大根、小松菜、モロヘイヤ、小魚を食べる**と良いでしょう。

▼昼はたっぷりミネラルON

昼はたっぷり、タンパク質、鉄分、ビタミンB群の多い納豆、豆類、青魚系、うなぎ、穴子、豚肉ヒレ、牛肉ヒレ、鶏胸肉、鮭、タラ、エビ、マグロ、マグネシウムの多いごま、アーモンド、落花生、海藻類など、ビタミンDのキノコ類などを意識した食事をすること。

▼全般的に塩分OFF

塩分を過剰に摂ると、体はナトリウム濃度を下げようとして水分を体内に溜め込もうと作用します。それがむくみや高血圧の要因とされています。また、味の濃いもの、はっきりした味のものを食べると脳が過食へとスイッチを入れ、空腹ホルモンのグレニンが多く分泌されてしまうので自然塩、天然味噌、古式醤油、だし、スパイス、柑橘の酸味を上手に使い減塩を心がけましょう。

早寝早起きを心がけ、**朝ごはん、昼ごはん、晩ごはんを規則正しく摂る**こと。寝る前に食べ物を摂ることは代謝がうまくいかず脂肪を溜める要因になるので、寝る前の2時間ほどは食べ物を控えるようにすることが、内臓脂肪の対策で必要です。

寝る前にお風呂でユラユラ体を緩めて代謝を上げてから、ぐっすり眠ることを習慣化すると、体自身がナチュラルに吸収代謝してスムーズに適正体重に収まるようです。

一番身近な家族のわが夫は、この食事の習慣化を実践しています。とはいっても、毎日お酒を飲み、平日昼はほとんど、好きなものを食べて過ごしています（どうやら揚げ物もけっこう食べている様子……）。

けれどそれでも、去年の4月には78キロあった体重が、現在では、66～67キロ。しかも彼は、野菜が大嫌いでほとんど食べません。

少しの野菜（朝、ジュースで搾りたてを1杯）、多めのタンパク質（ほとんど魚系か赤肉）、夜は徹底して炭水化物は食べていないのです。

出張先でも、**夜小腹が空くとヨーグルトを食べている**そう。砂糖たっぷり缶コーヒーは卒業して、コーヒーが飲みたいときは、コンビニの淹れたてコーヒーでお砂糖は気持ち程度。ペットボトルの麦茶をよく飲んでいるそう。

食事は和食のみ。66～67キロは本人の若い頃のベスト体重だそうです。自然と適正体重になっていてリバウンドはしていません。食の習慣化を心がけて、ナチュラルに適正体重にするのがおすすめです。

化粧品をどう選ぶ？
肌荒れしないケアの秘訣

意外かもしれませんが、お肌には**呼吸を司る肺機能、胃腸の状態、水分調整、血流、体温**、この5つの働きがとても大切なのです。

口呼吸で呼吸が浅い、または喘息や、気管支疾患の方は毛穴が開いている人が多い。肌が乾燥、皮膚が薄い、もしくは肌荒れの方は胃腸が荒れて、胃腸粘膜が弱く、胃腸炎か、もしくは刺激のある辛い食品を好んでいる人がほとんどです。

腸内の常在菌も不在で便秘か下痢。尿の出が悪く腰回りが冷えている方は、むくみやすく肌もタルミやすい。血流が悪く於血状態の方はシミ、そばかす、シワ、赤みのある出来物ができやすい。体温が低い方は顔色が悪く、クマができやすくて全体的にくすみがち。皆さん、どれかしらにあてはまる人がほとんどでは？

そして、洗いすぎない、水分以外はつけすぎない。

よくいわれている肌力を上げるとは、この5つの働きを体の中から食べ物で活性化させること。肌代謝を改善して、**肌を健やかに保ち、外部からの雑菌の侵入を防いでくれる肌の善玉常在菌を元気に活動**させる！　腸と肌はまず同じなのです。「肌荒れしない人」は例外なく皮脂と水分の分泌がしっかりしていて、善玉常在菌が活発に働いています。肌を過保護にしたり、粗末にしていると体の中の状態が、ダイレクトに表面に現れます。

あとは、最近の大気汚染や気象異常に対抗する、紫外線対策。

免疫力と抵抗力を肌にも、体にもその季節ごとの3カ月前から意識してつけます。

一般に売られているほとんどの化粧品は、食品やキッチンまわりにたとえていうならば、クレンジングはサラダ油かマーガリン、洗顔料は手荒れに優しい食器洗剤、化粧水はジュースもしくは水分補給飲料、ミネラルウォーター。乳液、クリームはポーションのコーヒーミルク、サラダ油かマーガリン。食品と同じで、値段が右肩上がりで高くなると良質な食品添加物の混ぜ物になります。

オーガニック化粧品といわれているものは、賞味期限が限られている野菜売り場のものやハーブといったところでしょうか。クレンジング、乳液、クリームに相当するものも賞味期限、消費期限が短いフレッシュなオイルがほとんどです。

成分重視はきちんとされているけれど、天然成分の度合が高い。天然の漆器、漆でかぶれたり、**花粉症などアレルギー持ちの方は、植物成分が多いので肌トラブルを抱えること**もあります。

ただ、使用感で成分的にトラブルを感じない方ですと、消費期限に使いこなせば、化学成分など一切入っていない天然成分だけに、しっくり感を肌と化粧品で作りやすくなるので、日々肌も健やかに保たれると思います。

メディカル系の化粧品は、お肌が敏感になっている状態や、シミができている状態、出来物ができている状態の現状に対して薬的要素で作られている商品。通常一般系、ややオーガニックやハーブ系の製品もあります。

人間の肌は、体同様、気候、環境、生活スタイルによって時にはグルグルに変化しがちです。自身の肌と向き合って、体と同様、日々失われる水分以外は必要最低限にしておくことをおすすめします。

年を重ねると、**乾燥するから、つっぱるからということでメイク落としをクレンジングでした後、洗顔料を使わない方も多い**様子。メイクの油汚れや皮脂とホコリの汚れとは異なります。泡をたっぷり肌にのせて30秒おき、洗い流すだけで、毛穴の引き締めも、うるおいを保つ肌保水力も高まります。肌トラブルを回避するためには、洗顔は不可欠。パックや、マッサージで肌をいじめる必要はないでしょう。

ちなみに私の場合は、肌が元気のある場合は、お仕事もさせてもらっている会社のオーガニックの製品を使い、トラブルがひとつでも発生したら、メディカル系のものでイチョウの葉の成分が入った製品に切り替えます。

元々於血体質です。肌のトラブルも、於血による血行不良でできたもの。イチョウの葉は生薬やサプリメントでも売られている成分で、血行不良改善の働きがあります。

どのような化粧品を選ぶかは、食と同じ、自分自身のご判断。食品やキッチンまわりのたとえを参考に、最小限コスメライフも楽しみましょう。

第5章

つらい症状には、この食材を食べましょう

国民病・花粉症を軽くする薬膳の方法

木目が素晴らしいヒノキは、古事記でも記されているように神社、仏閣の建物に使われてきました。20年に一度行なわれる、話題の**伊勢神宮の式年遷宮でも、多量のヒノキが使われているそうです。**ヒノキは抗菌作用や、防虫剤としての作用も有名。パワースポットめぐりなどで、神社、仏閣に出かけると、その厳かな雰囲気と澄んだ空気で心まで洗われた気分になる方も多いことでしょう。

しかし、そのヒノキのせいで、春を迎えるのが気が重いという方々もいます。

残念なことに、昔は、ほとんどの人たちがかかることのなかったであろう花粉症が、近年どんどん増加中。スギやヒノキをはじめとする、四季折々に私たちを楽しませてくれるはずの樹木や植物たちが、アレルギーの原因となっています。

私が知っているだけでも、ブタクサ花粉症、イチョウ花粉症、スギ花粉症、バラ花粉症、カモガヤ花粉症、リンゴ花粉症、イタリアンライグラス花粉症、アカシア花粉症、カナムグラ花粉症、イエローサルタン花粉症、ヨモギ花粉症、ヤナギ花粉症、イネ花粉喘息、ウメ花粉症、コナラ属花粉症、ヤマモモ花粉症、シラカンバ花粉症、ナシ花粉症、テンサイ花粉症、コスモス花粉症、ハンノキ花粉喘息、ピーマン花粉症、キョウチクトウ花粉喘息、ブドウ花粉症、スズメノテッポウ花粉症、クリ花粉症、ヒメガマ花粉症、スズメノカタビラ花粉症、サクランボ花粉症、イチゴ花粉症、サクラ花粉症、ヒメスイバ花粉症、ギシギシ花粉症、ナデシコ花粉症、キク花粉症、オオバヤシャブシ花粉症、ツバキ花粉症、アブラナ属花粉症、ケヤキ花粉症、クルミ花粉症、ミカン科花粉症、タンポポアレルギーなど。書いている途中から、喉がイガイガしてきました……。

花粉症は、**植物の花粉が原因となって、くしゃみ・鼻水・咽頭部の腫れなどのアレルギー症状を起こす**病気です。季節性アレルギー性鼻炎とも呼ばれています。

花粉症のメカニズムは、異物から体を守る生体反応です。体に入ってきた異物（花粉）に対して、追い出さなくてはいけないと判断した体は、化学物質（ヒスタミンなど）を分泌して、反応を起こします。この反応が花粉をくしゃみで吹き飛ばす、鼻水・涙で洗い流す、鼻を詰まらせる、などで中に入れないような働きをし、これらの働きが、症状となります。

ご自分で花粉症もしくは、旬の植物果物アレルギーだと感じている方は、セルフチェックをしてみましょう。頭がのぼせやすく髪が乾燥気味？　**体がほてりやすい？　喉や目がよく乾く？　便秘がちか便が固めか？**　食べても太りにくい？　秋から冬の乾燥に弱くてその時期咳が出やすかったり、乾燥肌に陥る？　または、肌トラブルが出やすい？

薬膳的観点からすると、このような状態の方は花粉症、旬の植物果物アレルギー体質の陰虚体質とされます。

即効性のある抗アレルギー剤は、効き目はいいけれど眠くなったり、だるくなったりといった副作用があります。

それでしたら、三度の食事で工夫して、即効対応ではなく、ゆっくりと3カ月くらい前から、体を保護し、潤い粘膜ベールを張って、異物の侵入を防ぎましょう。

私の教室では、花粉症シーズンに先駆けて、12月から体を潤す予防食材に活躍してもらっています。

松の実、白ごま、白菜、ヨーグルト、生のり、タコ、カニ、卵、豚肉、牛肉、豆、クコの実、ハチミツ、ゴマ油、アボカドオイル、チーズはもちろん、麴、味噌は欠かせません。

たとえば、次ページの「タコのアレルギー対策マリネ」はいかがでしょうか？

他にも、ヨーグルトにハチミツ、松の実またはナッツを入れて食べる。緑茶を飲む。青魚を多めに食べる。ブロッコリー、キャベツ、菜の花などアブラナ科の野菜、**トマトを加熱して食べる**など、3カ月くらい前から意識的に三度の食事で摂り入れてみましょう。

タコのアレルギー対策マリネ

用意するもの（４人分）

- ☑ タコの足160g
- ☑ 白菜２枚
- ☑ イエローマスタード大さじ１
- ☑ クコの実大さじ１（戻す）
- ☑ 麴大さじ２を戻したもの
- ☑ 好みでシナモン・レモン汁各少々
- ☑ 玉ねぎ½個（薄切りにする）
- ☑ 生のり30g（さっとゆがく）
- ☑ りんご酢大さじ３
- ☑ ヨーグルト大さじ３
- ☑ 味噌小さじ½

下ごしらえ

・タコの足はさっと表面を水洗いし、一口大に切る。
・白菜は細かく刻んで塩もみ（分量外）する。
・クコの実はあらみじん切りにする。
・玉ねぎは薄切りにしたあと、塩（分量外）をして15分ほど空気にさらしてから、戻した生のりをからめる。

作り方

❶ ミキサーにイエローマスタードとりんご酢、クコの実、ヨーグルト、麴、味噌を入れ、形がなくなるまで撹拌する。

❷ ❶をボウルに移し、タコの足を入れてよく混ぜておく。

❸ 下ごしらえしておいた野菜を敷き、❷をのせて出来上がり。好みでシナモン、レモン汁をかけてもＯＫ。

豆類はミネラルを効率よく吸収し、血流を良くする

脂肪を燃焼させて代謝を上げ、血行を良くして滞り（於血）をなくしていけば健やかに日々の生活が送れます。そこで肝腎肝要なのが、食事と運動です。

文明が発達して快適で便利な生活を送ることができるようになったのと引き換えに、栄養バランスの崩れた食事を摂るようになったり、また体を動かさないで運動不足になるようなライフスタイルになりました。

食事の仕方も重要で、相対的に**あまり食べ物を噛まずに食べる習慣があるために必然的に食べすぎ**になり、内臓に負担をかけて消化にエネルギーを取られます。消化エネルギーは取られるのに、代謝エネルギーは上がらなくなってしまいました。欧米化した食事も、脂肪分が多いために脂肪が蓄積しやすくなります。

新しい食文化をどんどん吸収していった結果、栄養バランスの崩壊が始まったので

す。ガン、生活習慣病、アトピー、アレルギー、正体不明のウイルス等々のまん延は、食の崩壊と密接に関係しています。

ユネスコの世界文化遺産に和食が登録されて、これから本格的に日本の食文化が売り手市場に回ろうとしています。私たち日本人も3年後の東京オリンピックの頃には、世界中の方を食の形で「お・も・て・な・し」できるようにしてみませんか！

脂肪を溜めない一番ベストな食事は、伝統的な和食です。お米と豆、穀物と豆の組み合わせ、**小魚を摂ることで、栄養バランス満点の食事**が摂れます。東京の住まいの近所には江戸時代からの老舗のつくだ煮やさん、ふりかけやさんがありますが……お店の方もおっしゃっていました。

「今の時代、若い方が買ってくれないので商売にならない」

江戸時代から続く老舗のつくだ煮や、古くから作られているふりかけには、食品添加物などは入っておらず、濃口醬油、酒、三温糖もしくは黒砂糖、塩のみで作られています。素材はアミノ酸の一種グルタミン酸とカルシウム、マグネシウム、鉄が豊富な海藻、魚介類、高級なもので牛肉のシグレ煮もあります。これらは、雑穀、豆、ナッツなどと組み合わせると、元気の源的働きを果たしてくれるのです。

中でも豆類は私たち日本人には、体に優しく日々健やかに過ごすお守り的な食材。薬膳では、体質は水毒、於血、血虚、気虚、陽熱。五性はすべて平性。五味も同じくすべて甘。帰径は脾、大腸、心、腎。生活リズムが崩れると便秘や反対に下痢になりやすい方にも整腸作用がありますので大腸、小腸の不具合をスムーズに改善します。

日々の仕事で疲れ切ってしまい、週末には血が足りなくなってだるくなり、目にクマなどできていませんか？　豆類は造血作用が素晴らしいといわれています。

血を作るのを促し、**血流を良くして疲労回復、生活習慣病の改善・予防**、また、女性ホルモンに似た働きのイソフラボンを含み、更年期障害の改善にも良いとされています。忙しい毎日に、マメに食べてミネラル補給しましょう。

ここでミネラルたっぷりの、「つくだ煮豆サラダ」をご紹介します。

つくだ煮豆サラダ

用意するもの（4人分）

☑ 黒豆50g

☑ 大豆50g

☑ だし用昆布3センチ角2枚

☑ 昆布のつくだ煮（細かく刻んだもの小さじ1）

☑ 酒大さじ2

☑ ドレッシング（りんご酢大さじ1、ゴマ油大さじ3、玉ねぎのしぼり汁大さじ1、長ねぎのみじん切り大さじ1、塩、こしょう各適量、クコの実を戻したもの小さじ1）

作り方

❶ 豆はそれぞれたっぷりの水に浸して一晩おく。

❷ 豆を別々の鍋に入れて、たっぷりの水を入れる。それぞれに3センチ角の昆布を入れ、酒を大さじ1ずつ入れて沸騰させる。

❸ アクを取り除き弱火にして、豆が柔らかくなるまで静かに45分煮る。

❹ ドレッシングの材料を合わせて水けを切った豆、つくだ煮、好みで❸で煮て柔らかくなった昆布を切って和えていただく。

卵を食べるとアレルギーが出る!?
賢い食べ方、選び方

生徒さんからは、「卵は食べていいの？」「黄身しか食べちゃだめなんですよね？」「卵アレルギーなので卵食べられません……」といった声を聞きます。

私も小さい頃、実は……**卵と甲殻類アレルギー**、**日光アレルギー**がありました。卵の生臭いにおいもだめでした。

卵は薬膳的効能では、黄身と白身に分けて考えます。

黄身は陰虚、血虚の体質の方に適していて平性です。五味は甘。黄身がとろ〜っとしたものはほんのり甘みがありますよね。帰経は心、腎。黄身は、心の働きの安定や自律神経失調症の改善、ストレスの緩和にとっても良い作用があります。体を潤して、血を補い、不眠やめまい、精神不安定を取り除く食材なのです。

白身は体質的に陽熱、陰虚の方に良いとされています。ほてりやすくて、喉や目が乾きやすく、髪、肌に乾燥がある方に適しています。

卵には、必須アミノ酸8種が含まれていてその中のメチオニンに抗うつ、抗アレルギー作用があり、卵の鉄分は体に吸収されやすく貧血予防にもなるマルチ素材です。卵の働きを知ってから、卵アレルギーを克服して生卵も時には少し堪能したいと思って、自分に合う卵選びにチャレンジしました。

そして巡り合ったのが、生産者に丁寧に育てられた鶏で、飼料も昆布、かつお、カキガラ、魚粉、ビタミン、季節のカロテン豊富な野菜を食べている殻の硬い卵を産む純国産鶏『さくら』です。この鶏卵は、**比較的アレルギーが出にくい卵**だそうです。羽の色が白い鶏で、うっすらピンクの桜色の卵を産みます。ストレスや病気に強く、上質なその卵は、ほんのりと甘く上品な味わい。雑味なども少なく、すっきりとした味が特徴で臭くありません。茹でても臭くないのです。

純国産鶏は、国内でたったの6パーセント程度しかいないそうです。黄身の色は鮮やかな黄色いレモン色で、**黄身だけでなく白身にも味がある**のが特徴です。

最近は、さまざまな卵が売られています。ご自身の体調と相談して、試してみてはいかがでしょうか。

また、スーパーで特売で売られているような卵を使われるときは、なるべく黄身だけを使うことをおすすめします。アレルギーの原因となる物質は白身のほうに含まれやすいのです。次ページの黄身と豆腐を使った簡単冷や奴は、一品足りないときにもどうぞ。

美味しくて簡単！

和ハーブ黄身奴

用意するもの（２人分）

☑ 黄身（醤油大さじ２に一晩つけておく）
☑ 寄せ豆腐½丁
☑ 大葉６枚（千切り）
☑ みょうが１本（千切り）
☑ わさび少々（＊生わさびがあればすりおろし）
☑ ゴマ油少々

作り方

器に豆腐を盛り付け、上にわさびを塗る。その上にみょうが、大葉をのせて黄身をのせ、ゴマ油を回しかけて出来上がり。

コーヒーを飲むと認知症にならない!?

高齢化が進み、平均寿命が延び、高齢者が増えたことで、認知症人口が増えたと一般的にいわれていますが、昔と比べて欧米化した食生活もその要因のひとつと考えられています。

脂肪の摂りすぎで、血流が悪くなって、肩こり、眼精疲労、耳や鼻を触ると冷たく感じ、また、急なのぼせや、急な冷えを感じる。毛根が弱くなり、抜け毛が増えたり、頭皮が固くなる……。

オランダで行なわれた調査では、**脂質・飽和脂肪酸・コレステロールの摂りすぎが認知症のリスクを高める**、という報告がされています。

普段外食をしがちで、ファストフードや牛丼、焼き肉などをよく食べる人。肉料理が大好きで、納豆や青身魚、発酵食品が苦手な方は気をつけたほうがいいでしょう。

記憶力を保つためには、アセチルコリンを多く含む食べ物が必要です。アセチルコリンは卵黄、レバー、豚肉、納豆、ナッツ、豆腐、コーヒーなどに含まれます。脳の働きを良くする**DHAを摂るために、マグロ、サバ、ブリなどの青魚を積極的に食べる**のもいいと思います。緑黄色野菜のブロッコリー、トマト、ホウレンソウ、梅干の酸味も、脳代謝を良くするのにいいとされています。

意外かもしれませんが、コーヒーには認知症予防に有効なトリゴネリンという成分が含まれています。

初期の認知症の人がコーヒーを飲み続けたところ、症状が改善したという例もあるそうです。インスタントコーヒーでは効果がなく、浅煎りのコーヒーがおすすめだそう。

コーヒーの薬膳的効能は、気虚、気滞、水毒、於血。五性は温。五味は苦、甘、辛。心の働きを助けて、やる気のないときや、眠気に襲われたとき、精神的に疲れたときに飲むと元気になります。コーヒーの苦みは、便秘や二日酔いにも効果があるとされています。

できれば、新鮮な状態で飲みきることが理想です。焙煎したてを買ってきたら、**酸化を防ぎ風味も豊かにいただくためにも1週間くらいで、飲みきる**といいですね。

私は浅い焙煎のコーヒー豆を、飲む前にミルにかけてじっくりドリップします。胃腸の状態により、たっぷりの牛乳を沸かしてカフェオーレで飲みます。寒い日は、温めると温性になる牛乳の作用をうまく取り入れると、体の保温性も高まるのです。

デトックス食材のNo.1、恐るべき玉ねぎパワー

私たち人間は、生まれたらすぐ自発呼吸をして酸素を取り込み始めます。

体に取り込まれた酸素は、体内で活性酸素に変化します。活性酸素は、害を及ぼす細菌の殺菌などに利用されます。一方増えすぎると遺伝子やタンパク質、細胞膜を傷つけ、肌や目、脳など、体全体の老化、生活習慣病やガンなど、さまざまな悪影響を与えます。

化学物質、食品添加物、歯の詰め物、肌に触れる洗剤、香り高い柔軟剤、化粧品、ヘアケア商品、農薬たっぷりの野菜、甘いものなど……**これらが体内に入り込むと体は異物混入と判断して、活性酸素が大量に作り出される**こともわかっています。

毒によって体内に活性酸素が増え、活性酸素で傷つけられた体には、ますます毒が溜まる……という悪循環が生まれるのです。これを改善するには、活性酸素を体内か

活性酸素を除去する成分と食材

【β-カロテン】	にんじん、小松菜、ホウレンソウ、かぼちゃ、ニラなど
【ビタミンC】	ブロッコリー、小松菜、ピーマン、トマトなど
【ポリフェノール】	赤ワイン、玉ねぎなど
【リコピン】	トマトなど
【スルフォラファン】	ブロッコリー、キャベツ、カリフラワーなど
【メラノイジン】	味噌、醤油など

ら取り除く、または体内の蓄積を抑える**抗酸化成分を含んだ食材を食べる**ことが大切です。

玉ねぎはその中でもデトックス作用が高い上に、スーパーや最近ではコンビニでも売っている手近な野菜です。

薬膳的には、気滞、於血、五性は温、五味は辛、甘。帰径は脾、胃、肺、心に良いとされています。

玉ねぎには、気や血をめぐらせ、体を温める作用があります。生は辛く、加熱すると甘くなります。血液中の毒素をキレートする作用の「ケルセチン」の含有量が、野菜の中で一番多いのです。そこで「デトックス食品の王様」といわれているそうです。

さらにデトックス成分である硫化アリル、セレンなども豊富です。血液サラサラ効果のある野菜として知られます。硫化アリルは玉ねぎ特有の辛みと刺激臭のもと。肝臓の解毒作用を高めます。また、新陳代謝を活発にして疲労回復を促す働きもあります。ケルセチンは玉ねぎの黄色い色素のことで、ポリフェノールのひとつ。血液中の有害ミネラルを結合させて、体の外へ出してくれます。余分な脂肪が体に蓄積されるのを防ぐ働きも。

加熱すると甘いのは、オリゴ糖の成分。腸内環境を整える作用があります。

私の教室では、**玉ねぎが毎回、手を替え品を替え、産地、色を変えて登場**します。アシスタントは、「玉ねぎのみじん切りは得意。もう涙も出なくなりました」とも。たくさん玉ねぎを切って、角膜の新陳代謝が促されたのです。恐るべし玉ねぎのデトックス作用です。

玉ねぎといちごの温マリネ

用意するもの（2人分）

☑玉ねぎ1個（薄切り）
☑いちご6個（薄くスライス）
☑クローブ3粒（軽くつぶしておく）
☑りんご酢（醸造酢）カップ1/3
☑塩小さじ1/3
☑オリーブオイル大さじ1
＊好みでミント少々

作り方

❶下ごしらえした玉ねぎに塩をふり、よく混ぜ15分ほどおく。

❷鍋にりんご酢、クローブを入れて一煮立ちさせてから玉ねぎを入れて3分ほど煮る。色が透き通ってきたらいちごを入れて混ぜ、火を止めてオリーブオイルを回し入れ、冷ましておく。

❸❷を器に盛り、好みでミントをあしらって出来上がり。

牛乳、小魚、納豆でうつを撃退できる！

明治維新以後、さまざまな欧米文化がどんどん日本に伝えられてきました。食事の習慣や嗜好も多様化したようです。

日本食本来の一汁三菜が忘れられて、脂質の多い食文化が浸透してきてから、心にも不調を来す人々が増えてきました。ガンやアトピーとうつは、実は根本は同じ。体の内臓の細胞を自身で痛めつけてしまうのか、肌に不調が出るのか、心に不調が出るのか！

未病の状態、つまり健康ではないが、かといってはっきりした病気にかかっているわけではない状態で、病気の前段階あるいは半健康な状態は、**薬膳的には、人の本来ある気質の陰の部分に不調が出やすい**のです。

これを食で未病の状態のうちに対処すれば、改善しやすくなります。脳代謝を良くして血液の循環を良くする手近な食べ物は、納豆や青魚です。小魚を食べている方は、未病状態でも十分睡眠をとり保温をして、心のガス抜きで不安や恐怖を取り除けばみるみる前向きになれます。

うつには、セロトニンとトリプトファンがキーワード。

セロトニンは感情をコントロールして、精神を安定させる働きを持つ神経伝達物質です。不足すると、メンタルヘルスに悪影響を及ぼしてしまいます。強い**ストレスや疲労の蓄積、睡眠不足が続くと、セロトニンの分泌を低下**させ、うつ病を引き起こします。

つまり、うつ病の予防や改善には、セロトニンの分泌を促進することが必要なのです。

うつ病などの治療で用いられる抗うつ剤は、セロトニンの細胞への取り込みを防ぎ、セロトニンを増やす効果があります。セロトニンを手っ取り早く増やして少し症状を緩和させるために、眠くなる成分も入っています。食べ物でセロトニンを増やすことが、うつ病を未病（半健康）のうちに取り除くひとつの方法なのです。

乳製品の中でも、**チーズや牛乳、ヨーグルト、マグロやいわし、かつお**にトリプトファンが多く含まれています。トリプトファンは、ビタミンB_6と一緒に摂ると体に吸収されやすいといわれています。

普通牛乳に含まれるビタミンB_6は、100グラム当たり0・03ミリグラムと微量です。ビタミンB_6を含む食材は、魚介類（アサリ、しじみが多い）、納豆、豆、雑穀類。ストレス続きで寝不足続き、時々ドキドキと動悸がある方は、意識して毎日食べてみてください。

美肌のためにも、ジャージー牛乳を飲みましょう

マクロビオティックなどの食養の分野では、本来牛の赤ちゃんが飲むものであり、人間が飲用するのは望ましくないという理由で、牛乳は否定されています。

そのためか、最近は豆乳を飲む傾向にあります。しかし、その豆乳も**遺伝子組み換え農薬たっぷりの原料の大豆**で、添加物入りの飲み物だとしたらどうでしょう?

私自身は、牛乳そのものは悪いものではないと思っています。現在の日本において限られた頭数で、安心、安全な飼料を食べて丁寧に整えられた環境でストレスフリーな搾乳をされている牛の乳ならば、多少お腹がゆるくなっても飲んでみたいのです。

まず、よくいわれることですが、日本人には牛乳中のラクトースを加水分解するのに必要な酵素である「ラクターゼ」の分泌が先天的に少ない場合がほとんどであり(乳糖不耐症)、飲用しても体内でうまく処理することができないため、下痢などを引

き起こす原因になります。

添加物なしで発酵熟成させた、ヨーグルトやチーズなどの乳製品の場合は、製造時に微生物の働きにより、乳糖の一部が分解されているので、問題は起こりにくいようですが、全体に**日本人には、牛乳を飲むとお腹をこわすという人が多い**のです。

しかし、歴史的に乳製品との付き合いが長い民族の場合は、ラクターゼの分泌も十分であり、貴重な栄養源でもあるのですから、よしあしではなく摂取する側の体質の問題というべきだと思います。

日本では、西暦645年頃、呉国から渡ってきた知聡がもたらした医学書に、牛乳の薬効が記されています。この知聡の子である善那が、孝徳天皇に牛乳を加工して作った酥《そ》（牛乳を煮詰めて濃くしたもので、現在の練乳に近いもの）を献上したことが始まりといわれています。

その後、酥や醍醐という現在のチーズやバターに近いものが、平安時代末期まで貴族を中心に食されていたそうです。

さて、チーズやバターに近い乳脂肪分5パーセントの乳を出すジャージー牛。平均体重、乳量共にホルスタイン種の70パーセント程度で、搾乳量の少なさから生産効率が悪いため日本での飼育頭数はあまり多くありません。

このジャージー牛は、**ラクターゼの分泌がいまひとつの乳糖不耐症の方でも比較的安心して飲める**ので、私も教室や自宅でよくいただいています。

牛乳の薬膳的効能は陰虚、血虚。五性は平性。五味は甘。帰経は心、肺、腎。体を潤す作用があり、とくに乾燥肌や、紫外線に弱い日光アレルギーの方におすすめ。やけどや手術後の傷口のケアにも有効です。歯、骨を丈夫にしたり、精神を安定させてイライラを解消させたり、穏やかな入眠作用もあります。

私は、4年前の夏、右の手の甲に大やけどをし、皮膚が落ちて2カ月ほど痛みもあり、夜も眠れず、唸っていて、この本の執筆もまともにできないほどでした。

今では、みなさんが見て驚くほど手の甲の状態はよくなったのです。ジャージー牛乳と、なめこ、海藻、青魚、オクラ、長芋、とうもろこし、じゃがいも、にんじんの組み合わせに救われたと、改めて「自分で自分治し」を実感する日々でした。

子供、働きざかり、シニア——年代別おすすめ薬膳レシピ

子供に食べてもらいたい薬膳レシピ

成長や発育を促すため、胃腸を守る食事を心がけてあげましょう。

最近の子供は、大人と同じ味覚に近く、とかく塩辛いもの、甘いもの、香辛料を多く含んだものを欲しがる傾向があります。

それらは胃腸を刺激するため、正常な血液が生成されないといわれています。また、**甘いものの摂りすぎは、食欲不振、アトピー、アレルギーを引き起こす**のでほどほどの量に抑えましょう。カフェインを含む飲み物はNGです。

飲み物は、白湯やノンカフェインのルイボスティー、麦茶がおすすめです。

いわしの手まり寿司

用意するもの（4人分）

- ☑いわし刺身用2尾
- ☑ハチミツ大さじ½
- ☑ゆかり少々
- ☑青ユズの皮少々
- ☑塩少々
- ☑炊いたごはん2カップ分
- ☑米酢大さじ2
- ☑小ねぎ2本
- ☑しょうが1かけ

下ごしらえ

いわしをおろして骨抜きをしてバットに並べて塩少々（別分量）をふり、米酢大さじ1（別分量）を入れて1時間ほど冷蔵庫でしめる。ごはんはかために炊く。しょうがは極針千切りにする。青ユズの皮は、おろし金ですりおろす。小ねぎは5センチ幅に切る。

作り方

❶ ボウルにごはんを入れて水分を飛ばす。カップに米酢、ハチミツ、塩を合わせてすし酢を作り、ごはんと合わせ、切るように混ぜてツヤツヤにする。

❷ ❶にゆかりを混ぜて、手まり状に丸める。

❸ ❷にしめたいわしをのせ、小ねぎを添えてしょうがをかけ、青ユズの皮をふりかけて出来上がり。

いわしの効能

【性質】気虚、血虚、気滞　**【五性】**微温　**【五味】**辛　**【帰径】**肺、胃、脾

薬の魚といわれるくらい、たくさんの効能を持つ魚です。

必須アミノ酸をバランスよく含んだ良質のタンパク質や、貧血防止に効果のある鉄分、粘膜を丈夫にするビタミンA、また**骨や歯の健康に欠かせないカルシウムとその吸収を助けるビタミンD**も多く含んでいるといわれています。

頭の良くなる脳代謝促進のDHAは魅力的です。中性脂肪や悪玉コレステロールを減らす効果があり、体形の気になる方にもおすすめです。

タンパク質が豊富な食物といえば、すぐに肉を思い浮かべますが、魚のタンパク質もかなり良質なものです。魚のタンパク質は、肉類に比べて消化されやすいものが多く、幼児からお年寄りまで、幅広く食べることができます。

中高年世代に食べてもらいたい薬膳レシピ

中高年の方は、**ホルモンの働きや年齢推移によって暑がりになったり、急に冷えを感じたりしやすい**もの。

暑さを感じるときは熱を取る野菜、果物を食べるといいでしょう。気の流れを降ろす性質の食材は、急な冷えや筋肉の硬直があるので多量摂取は禁物。辛すぎるもの、お酒、甘いものの食べすぎも良くありません。かぼちゃやさつまいもの自然な甘さ、シナモンの甘い香り、赤唐辛子ではなく、青唐辛子の軽い辛さは自律神経を安定させてくれます。

そして、季節の変わり目には体の保温力を高める、鹿肉、カモ肉、ラム肉を時折食べるといいでしょう。最近では、大きなスーパーやデパートにもそれらの食材は売られています。

チャレンジして、意外な美味しさで味覚の引き出しを広げましょう。

黒毛和牛モモ肉と玉ねぎのラザニア風

用意するもの（4人分）

- ☑ 黒毛和牛モモ肉ミンチ200g
- ☑ スイートコーン缶⅓カップ
- ☑ 麹大さじ1を同量のお湯で戻したもの
- ☑ 塩少々
- ☑ パセリみじん切り大さじ3
- ☑ 玉ねぎ中玉3個
- ☑ ヨーグルト30g
- ☑ パン粉½カップ
- ☑ クローブ小さじ½
- ☑ 菜種油大さじ1
- ☑ ソース（スイートコーン缶100mℓ、牛乳100mℓ、ニンニクみじん切り大さじ1、らっきょうみじん切り2個分、菜種油大さじ1、天然塩少々、こしょう少々）
- ☑ パルミジャーノ・レッジャーノチーズ大さじ2

下ごしらえ

玉ねぎ1個は、みじん切りにして15分ほど空気にさらしてからモモ肉とともにバットに入れて、スイートコーン、ヨーグルト、麹を戻したもの、クローブ、塩少々を加え、よく混ぜて冷蔵庫で30分ほど寝かせる。残りの玉ねぎはごく薄い櫛形切りにする。

作り方

❶ フライパンに菜種油をひいて、櫛形切りにした玉ねぎを塩ふりしながら、じっくり中火で濃いきつね色になるまで丁寧に炒める。そこにバットの上澄みをペーパーで取り除いたモモ肉を加え、水分がなくなるまでじっくりと塩をしながら炒めていく。パン粉、パセリを加えて火を止めて、耐熱容器に入れておく。

❷ ソースを作る。フライパンに菜種油をひいて、ニンニクを香りが出るまで弱火で炒めたら、らっきょうを入れて中火にして炒める。さらにスイートコーンと牛乳を加えてトロミがつくまで3分ほど煮詰めて、塩、こしょうで味を調える。

❸ ❷を❶に流し入れてパルミジャーノ・レッジャーノチーズをふりかけ、170度に予熱しておいたオーブンで20分ほど焼き、出来上がり。

牛肉の効能

【性質】気虚、血虚、陽虚　**【五性】**平性、微温　**【五味】**甘　**【帰経】**脾、胃、肝

牛肉のモモ肉にはタンパク質や、ミネラル、鉄分が豊富で疲労回復を促して、抵抗力を上げ免疫力を高める働きがあります。

クローブ（丁子）を合わせることで温性が強くなります。季節の変わり目の寒さにあたって体が冷えて、お腹が冷たくなり、左脇腹がひきつれて痛んだりする腹痛に作用します。

牛モモ肉、クローブ、パセリを合わせるとストレス過多で起こる偏頭痛、自律神経失調症の改善にも良いとされています。牛モモ肉は胃腸で消化吸収しやすくするため、スイートコーンと一緒に食します。ペクチンと融合してアミノ酸吸収が高まり、内臓や皮膚のコラーゲンも増加し、また筋力も高まって足、腰を柔軟にする効果もあります。体力不足を解消する作用があるので、**衰弱した人や気力のない女性にはぜひ食べてもらいたい食材**です。

高齢者に食べてもらいたい薬膳レシピ

加齢によって、胃腸の働きが弱くなり、消化能力も落ちていますので、生ものや体を冷やすもの、消化の悪いものは避けましょう。

肥満型の方は、脂っぽいものを控え、**痩せ型の方は香辛料を摂りすぎるとのぼせることがある**ので注意してください。

痩せ型の高齢者は気のめぐりが悪くなり、体を温める陽の働きが衰え陽虚体質に偏りがち。また、肥満型の高齢者は、ストレスや脂質代謝の衰えのため、体に熱がこもり肝臓にダメージを受けやすく、季節の変わり目には心にも影響を及ぼしがちです。

パイナップルやセロリを、積極的に摂るといいでしょう。

パイナップルの効能

【体質】気虚、陰虚　**【性質】**平性　**【五味】**甘、酸　**【帰経】**脾、胃、大腸、膀胱

パインとセロリのスープ

用意するもの（4人分）

☑パイン¼個　☑セロリの茎1本　☑かつおの濃いだし汁600mℓ
☑クリームチーズ60g　☑レモン搾り汁大さじ1
☑ハチミツ大さじ2　☑塩少々　☑ミント適量
☑オリーブオイル少々　☑卵白1個分

下ごしらえ

かつおのだし汁を作る。鍋に水600mℓ、酒⅓カップ、かつおぶし3つかみを入れて加熱する。沸騰したら弱火にして6分おき、火を止めて粗熱を取ってからザルで濾す。

セロリは筋をピーラーで取り除き、細かくみじん切りにする。パインは皮を取り除き、ザルで濾してジュース状にする。
＊卵白とクリームチーズ、レモンの搾り汁を入れてよく泡立て器で混ぜて立てておく。

作り方

❶鍋にセロリの茎を入れてひと塩してから、軽いきつね色になるまでよく乾煎りする。オリーブオイルをひとまぜする。

❷❶にかつおのだし汁とハチミツを加えて、10分ほど中火で煮る。

❸❷の粗熱が取れたら、形がなくなるまでミキサーを回して、ザルで濾しながら冷水に当てたボウルに入れて、下ごしらえしたパインと合わせる。

❹❸を器に注ぎ、＊をのせて、ミントを添えて出来上がり。

糖尿病や動脈硬化の予防に有用とされます。また、消化や食欲を高め、皮膚の働きを保つのを改善する作用などもあると考えられています。その他、便秘を改善したり、疲労回復、ガンの発生を抑える働きもあるとされます。

含有される成分では**食物繊維やブロメリン、クエン酸**などがあります。食物繊維は糖尿病やガン、動脈硬化などを予防する働きがあるといわれていますが、これは糖質や老廃物、コレステロールなどの吸収を阻害し、その排泄を促進させる作用があるためと考えられています。

ブロメリンは腸内環境を調節する作用があるといわれており、消化酵素の仲間となります。このため、消化を促してタンパク質や老廃物を分解し、胃腸へかかる負荷を緩和するとされます。クエン酸は乳酸を代謝して分解するため、筋肉中への疲労物質の蓄積を防ぐといわれています。このため、疲労回復に有用とされています。なお、パイナップルを口の中に入れると刺激を感じますが、これはタンパク質分解酵素が含有されているためで、肉料理との併用が適しているといわれています。

また、パイナップルの中のビタミンCが、抗ヒスタミン作用や気管支の筋肉の緊張を緩める作用をしますので、**風邪をひいたり、喉がはれたり、気管支炎になって痰《たん》の切れが悪くなったときは、生のパイナップルが効果**を表します。

ただし、一度にたくさん食べますと、下痢を起こします。なお、一般に去痰剤《きょたんざい》といった薬の中には、タンパク質分解酵素や、喉のはれや気管支の炎症を取る成分の入っているものがあります。このタンパク質分解酵素のひとつブロメリンは、パイナップルの果実や根茎から抽出されます。

【巻末付録 薬膳のポイント】

陰と陽

漢方でよく使われる陰と陽は、もともと月と太陽のことです。明暗のように思われている方もいるかと思いますが、生活のさまざまな場面を陰と陽で表現することができます。以下、おおよそ薬膳の中で考えられている陰と陽について解説します。

▼陰とは

四季では	秋分の日から翌年の春分の日までの間の寒い時期（9月23日〜3月23日くらい）がおよその目安になります。
体感では	人それぞれ感じ方は異なりますが、冷たく感じる、寒く感じる（お腹、お尻、太もも、鼻、耳を触り、冷たく感じていれば陰の状態）。

重さでは	体重では標準よりも軽い人。
高低では	低い場所。
メンタルでは	うつうつとする傾向があり、常に後ろ向き。悪いことを考えがち。神経質、攻撃的（ヒステリー的）、感情にむらがある。
一日では	夜暗くなってからどんどん陰に入りますが、午後11時～午前1時頃が最大の陰の刻。

▼陽とは

四季では	春の彼岸の頃から、秋の萩の花咲誇る頃までがおよその目安となります（3月23日～9月23日くらい）。
体感では	頭がのぼせ、体がほてりやすい、暑がり、目、のどの粘膜がよく乾く、頭皮または髪の毛が脂っぽい、よく吹き出物ができる。
重さでは	標準体重よりもがっちりとして太り気味、もしくは便秘がちで胃腸に重さを感じ、食べても太りにくい痩せ型。

高低では	高い場所。
メンタルでは	男性的で、常に前向き。良いことを考え、ポジティブ。活動的、くよくよしない。朗らか。
一日では	夜が明けてから、太陽が高い時間帯の頃ですが、最大の陽の時間帯は午前11時〜午後1時。

五行説

東洋医学では、自然にあるすべてのものは、木・火・土・金・水の5つの性質を帯びていると考えられています。もちろん、人間の味覚や嗅覚も、消化や吸収、排泄といった臓器も、すべてこの性質のどれかに対応します。

さらに、五行はそれぞれが関係し合っています。たとえば、木が燃えることで火が生まれます。また木は土から栄養をもらいます。それぞれが互いに補い合い、関係し合いながら、バランスをとっているのです。

この相互補完は、私たちの体内においても同じことが起こっています。

薬膳において、五行のポイントは吸収と排出の関係を整えることです。食材の栄養を正しく吸収し、不要なものをきっちりと排出することです。加熱といった調理や天然素材で作られた調味料などを用いて、吸収と排出を促すのです。天然醸造の調味料（醤油や酢、味噌）、天然岩塩、ハチミツ、メイプルシロップ、ハーブ、スパイスは薬膳にとって不可欠です。

たとえば、木の性質の山菜のタラの芽は、菜種油で天ぷらにすると余分なアクを排出してほどよい苦みの成分や食物繊維が腸や心に働きかけ、消化・吸収を促し、腸に溜まった脂質を排出しやすくします。

一方、木の性質のタラの芽が冬の間栄養を樹木からたっぷりもらって芽吹くには、土壌のミネラル、水分を養分としておすそ分けしてもらっています。このように五行は、お互い様の関係で成り立っているのです。私たち人間関係と、とてもよく似ていますね。

五性

　素材には、それぞれの体質に合わせて内臓や、血液、リンパの働きを活かして温めたり、反対に動きを待機させクールダウンさせる効能があります。その性質を五行にあてはめて、熱、温、平、涼、寒の５つの性に分類します。これが五性と呼ばれるものです。

　震えるほど体が冷えている人は熱性、温性の素材を、体がほてって熱っぽい人はさっぱりと熱を取る涼性、寒性の素材をもとに調理します。体調が良くて維持したい方は、平性の体を平熱にする素材でいいでしょう。

　四季の旬の素材は、季節に合った性質を基本的に持ち合わせています。暑い夏には、体の熱をさっぱりと取って肌の毛穴を引き締めてくれるすいか、きゅうり、寒い冬ならば、保温が持続するしょうが、ねぎ、酒。薬膳をもとにしたオーガニック薬膳の指針にもなります。

熱の素材	唐辛子、麹、シナモン、こしょう、鹿、羊、馬、酒
温の素材	クローブ、クミン、なつめ、しょうが、葛粉、かぼちゃ、玉ねぎ、もち
平の素材	米、大豆、ブロッコリー、にんじん、とうもろこし、さつまいも、えのき、ブルーベリー、豚肉
涼の素材	白ごま、大麦、すいか、オクラ、なす、ミント
寒の素材	トマト、アスパラ、菊花、ごぼう、メロン、キウイ、海藻類

五味

五味とは、素材の味を五行の性質に合わせて、「酸、甘、辛、苦、鹹《かん》」の5種類に分けることです。単純に舌が感じる味だけでなく、その素材が持つ機能も含めて分類されています。ですから、皆さんの舌が感じる味と五味が若干違うということもあるでしょう。

また、素材によっては、ひとつの単体の味ではなく、複雑にいくつも重なる味もあります。それぞれの味には必ず合う五性や体の内臓の部位（帰径）もあります。出来上がった料理の味はこの五味が重箱のように重なり合い、奥行を持ち成立するもの。化学的な味覚では決してありません。

酸の素材	ゆず、梅干、いちご、ぶどう
甘の素材	ハチミツ、メイプルシロップ、黒豆、あずき、米
辛の素材	にんにく、しょうが、唐辛子、こしょう、山椒
苦の素材	コーヒー、かぶ、らっきょう、ゴーヤ
鹹の素材	海苔、昆布、きくらげ、天然塩

気、血、津（水）

一般的に漢方では、気、血、津（水）という3つのトライアングルで体のバランスをとり、支えているといわれています。

気は命、パワー、メンタルを維持活性化させるもの。元気という漢字も、この気から由来しています。血液、リンパ液、体液をめぐらせているのも気のおかげ。このバランスが崩れると、例として耳が詰まって（リンパの滞り）風邪になったり、体に不調が起こるサインとなります。

また、血は血液と血液が運ぶ栄養素のこと、津とは血液以外の体液のことを指します。

五臓六腑

五臓とは肝臓、心臓、脾臓（膵臓）、肺、腎臓を、六腑とは、胆のう、小腸、胃、大腸、膀胱、三焦（内臓の隙間）を表わしています。五臓と六腑は先に解説した陰と陽、月と太陽のような関係です。五臓は吸収して蓄える機能を、六腑は消化デトックスする機能を持ちます。また他にも六腑は循環を司っていて、栄養を五臓に送り込む働きもあります。

帰径

五行説に基づき、五味の特徴と五臓六腑の働きをリンクさせたものを帰径といいます。

たとえば、酸味のある梅干が食べたくなった朝は、前夜お酒を飲みすぎて肝臓を酷使してしまった証拠。梅干の「酸」は、肝と胆の内臓機能を助ける作用があるのです。これを知っていれば、体全体の不調を早めに補うことができます。

スーパーに行ったときに、やたらと目にとまる食材の色があったとすると、体がそれを欲しているのかもしれません。そんなとき、左ページの五行色体表にあてはめてみると、弱くなっている五臓六腑の目安になることもあります。

たとえば、秋に出回る柿は、五味は甘、色は赤、季節は秋なので、気径は胃、心、大腸。胃や大腸の働きを補う食材だとわかります。しょうがのように辛い食材は、肺の機能を整えるなど、およその色や味、季節であてはめてみると参考になりますね。

この表には、季節や気候の特徴も載っていて、春に花粉症が多いのは、風の季節の影響だからと理解できると思います。

五行色体表

五行	臓	腑	味	色	季節	気候
木	肝	胆	酸	青	春	風
火	心	小腸	苦	赤	夏	暑
土	脾	胃	甘	黄	梅雨	湿
金	肺	大腸	辛	白	秋	燥
水	腎	膀胱	鹹	黒	冬	寒

おわりに

本書を最後までお読みいただきまして誠にありがとうございます。
ガンと21年間共存している私の日々の心がけ、いかがでしたでしょうか？

自己免疫力・自然治癒力は、身体の中の内臓ひとつひとつの効率の良い働きが作用しあうことにより高まるといわれています。最大限に治癒力を発揮するのも、自己細胞を破壊するのも心がけひとつだと最近では体感しています。

感染症ではない病気、ガンをはじめ、自己免疫疾患、アトピー、アレルギー、うつ病、認知症等は、自分の身体や心に自ら刃《やいば》を向け、いわば自爆、自殺行為によって発生するといえるでしょう。忙しいからとおろそかにしてきた食事や自己犠牲のストレスが積み重なって「毒」になってゆくのです。

21世紀を今世に選んだ私たちのからだは、飽食を選ぶことも粗食を選ぶこともできます。生活環境で受けるストレスの強弱も過ごし方次第。にもかかわらず、大部分の人は間違った選択で「刃」を自身に向けてしまい、からだを攻撃して日々過ごしてしまいます。

しかしいかに良い食材・良い食事法を選んでいても、ストイックすぎたり、単一色で盛り付け、味もそっけない、というのでは、その刃を完全に防ぐことはできません。自身の自己免疫力・自然治癒力を高めるためには、あなたが抱え込んでしまった「毒」を外に出していくことが必要です。

つまり、旬を意識した食材の融合性を最大限に引き出した調理をした食事で、からだの中のクレンズ（排泄）能力を高めていくこと。

日々少しずつできることから取り入れることで、泌尿器系→消化器系→呼吸器系→最後に皮膚の排泄機能が改善されていきます。つまり、尿→便→呼気汗→皮膚（目・頭皮・鼻腔粘膜の活性潤肌も含む）と、目に見えるかたちで出てきます。そうやって経絡の流れが整い、自己免疫力が高まります。

そして心の面では、がまんしない、自分を追いつめない、自己犠牲を卒業して自分が楽しく、ワクワクすることだけ行なうこと。人を許すこと、許されること。慈愛を持ち、周りの人を包み込むこと。

今は、私に起きるそういった良くも悪くもある身体・心の変化は、「すべて最善の結果につながる」と受け止め、謙虚な気持ちで、不可能が可能になり生かされているこの天命を感謝して過ごしています。


本書の文庫化にあたり、2つの版元の編集者さんには本当にご尽力いただきました。誠に感謝申し上げます。

食事療法のひとつとして必要な方や、食材や調味料について知りたいと思い始めた方、食べることで美肌を手に入れたいと考え始めた方、更年期を迎え、今一度健康のためのツールとして活用したい方。3年半が過ぎてもう一度誕生したこの本が、皆さんが年を重ね命枯れるその時まで、寝たきりにならず、美味しく食事を取っていくための指針となりましたら本願です。

▼私の主宰するオーガニック薬膳「鎌倉 rethree&co 料理教室」では遠方にお住まいの方や、なかなかお教室にご参加できない方向けに、ご自宅で受けられるオンラインクラスもございます。詳細は左記のＨＰからご覧ください。

http://www.genki-recipe.com/coordination/

▼リアル教室は東京都港区、関西教室（兵庫県）で開催しております。

http://www.genki-recipe.com/class/

日々過ごせることに感謝して

高遠智子拝

一〇〇字書評

切り取り線

購買動機（新聞、雑誌名を記入するか、あるいは○をつけてください）

□（　　　　　　　　　　　　　　　　　）の広告を見て
□（　　　　　　　　　　　　　　　　　）の書評を見て
□ 知人のすすめで　　□ タイトルに惹かれて
□ カバーがよかったから　　□ 内容が面白そうだから
□ 好きな作家だから　　□ 好きな分野の本だから

●最近、最も感銘を受けた作品名をお書きください

●あなたのお好きな作家名をお書きください

●その他、ご要望がありましたらお書きください

住所	〒		
氏名		職業	年齢
新刊情報等のパソコンメール配信を 希望する・しない	Eメール	※携帯には配信できません	

あなたにお願い

この本の感想を、編集部までお寄せいただけたらありがたく存じます。今後の企画の参考にさせていただきます。Eメールでも結構です。

いただいた「一〇〇字書評」は、新聞・雑誌等に紹介させていただくことがあります。その場合はお礼として特製図書カードを差し上げます。

前ページの原稿用紙に書評をお書きの上、切り取り、左記までお送り下さい。宛先の住所は不要です。

なお、ご記入いただいたお名前、ご住所等は、書評紹介の事前了解、謝礼のお届けのためだけに利用し、そのほかの目的のために利用することはありません。

〒一〇一-八七〇一
祥伝社黄金文庫編集長　萩原貞臣
☎〇三（三二六五）二〇八四
ohgon@shodensha.co.jp

祥伝社ホームページの「ブックレビュー」からも、書けるようになりました。
http://www.shodensha.co.jp/bookreview/

祥伝社黄金文庫

食《た》べものだけで余命《よめい》3カ月《げつ》のガンに勝《か》った
末期《まつき》ガンから生還《せいかん》した、私《わたし》のオーガニック薬膳《やくぜん》ライフ

平成29年9月20日　初版第1刷発行

著　者　高遠智子《たかとうともこ》
発行者　辻　浩明
発行所　祥伝社《しょうでんしゃ》
〒101－8701
東京都千代田区神田神保町3－3
電話　03（3265）2084（編集部）
電話　03（3265）2081（販売部）
電話　03（3265）3622（業務部）
http://www.shodensha.co.jp/

印刷所　萩原印刷

製本所　ナショナル製本

Printed in Japan　© 2017, Tomoko Takatoh　ISBN978-4-396-31717-1 C0195

祥伝社黄金文庫

若杉友子
これを食べれば医者はいらない　日本人のための㊟養生活
不健康なものを食べているから、不健康になるのです——若杉ばあちゃん流「食養」で、医者いらずの体になろう。

若杉友子
こうして作れば医者はいらない　若杉ばあちゃんの台所
からだを正しく作り変える、若杉ばあちゃんの台所の知恵を大公開！　家庭ですぐにできる、簡単レシピが満載！

安田　登
疲れない体をつくる「和」の身体作法　能に学ぶ深層筋エクササイズ
なぜ、能楽師は80歳でも現役でいられるのか？　「和」の知恵と「洋」の知識で快適な体を取り戻す。

安田　登
ゆるめてリセット　ロルフィング教室　1日7分！　体を芯からラクにするボディワーク
画期的で科学的なボディワーク、ロルフィング。「能」との共通性に着目した著者が提案するエクササイズ。

カワムラタマミ
からだはみんな知っている　はじめてのクラニアルセイクラル・セラピー
10円玉1枚分の軽い「圧」だけで、自然治癒力が動き出す！　本当の自分に戻るためのあたたかなヒント集！

山口勝利
冷えた女は、ブスになる。　内臓温度を1℃上げて、誰でもアンチエイジング
むくみ、イライラ、シミにクマ。すべては「冷え」が原因だった。やってはいけない美容のタブーを公開！